MINHA JORNADA COM O DRAGÃO ROXO

PATRICIA MOREIRA-CALI

MINHA JORNADA COM O DRAGÃO ROXO

Convivendo e Vivendo com um câncer raro e agressivo

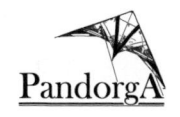

PandorgA

Todos os direitos reservados
Copyright © 2017 by Editora Pandorga

Direção Editorial
Silvia Naves

Produção Editorial
Equipe Editora Pandorga

Preparação
Alline Salles (AS Edições)

Diagramação
Vanúcia Santos (AS Edições)

Composição de capa
Marco Mancen

Tradução
Fabiana Regis de Mello

1ª Revisão
Milly Miwa Yukawa

Revisão
Martinha Fagundes

TEXTO DE ACORDO COM AS NORMAS DO NOVO ACORDO ORTOGRÁFICO DA LÍNGUA PORTUGUESA
(DECRETO LEGISLATIVO Nº 54, DE 1995)

DADOS INTERNACIONAIS DE CATALOGAÇÃO NA PUBLICAÇÃO (CIP)
FICHA ELABORADA POR: TEREZA CRISTINA BARROS - CRB-8/7410

Moreira-Cali, Patricia
   Minha jornada com o dragão roxo: convivendo e vivendo com um câncer raro e agressivo / Patricia Moreira-Cali. — 1.ed. — São Paulo: Pandorga, 2017.
   278 p. ; 16 x 23 cm.

   ISBN 978-85-8442-187-9

   1. Câncer - Aspectos psicológicos 2. Auto-ajuda - Espiritual - Narrativas pessoais 3. Inspiração – Biografia. I. Titulo.

21.12/042-2016   CDD-616.994092

2017
IMPRESSO NO BRASIL
PRINTED IN BRAZIL
DIREITOS CEDIDOS PARA ESTA EDIÇÃO À
EDITORA PANDORGA
AVENIDA SÃO CAMILO, 899
CEP 06709-150 - GRANJA VIANA - COTIA - SP
TEL. (11) 4612-6404

WWW.EDITORAPANDORGA.COM.BR

Introdução

Conheci a Patricia num grupo de meditação. Durante um intervalo, ela estava tomando chá e eu estava esperando para usar o banheiro. Nós sorrimos uma para a outra e falei para mim mesma, em voz alta, algo sobre *ser jornalista*. Seus olhos se arregalaram.

"Você é escritora? Estou em busca de um escritor. Na verdade, um editor. Tenho um blog de viagens e gostaria de transformá-lo num livro, como muitos têm sugerido."

E foi assim que nossa amizade começou. Depois de alguns almoços e cafés, percebi que a Patricia não precisava tanto assim de um escritor, mas, sim, de alguém para ajudá-la a organizar e editar o seu diário sobre a cura de um tipo raro de câncer. Então, eu disse, "Esquece seu blog. Seu diário é muito mais interessante".

Com a ajuda da excelente datilógrafa, Jessica Miller, nós três encaixamos as peças de uma parte da vida da Patricia (do diagnóstico à quimioterapia e ao aniversário de um ano) que é nada menos do que extraordinária.

Se você acredita ou não na capacidade de cura de gurus, Entidades ou na regressão a vidas passadas, se você é um seguidor do Espiritismo, Budismo, Cristianismo ou de qualquer outra prática religiosa, se você é agnóstico ou ateu, sua crença é irrelevante. A história da Patricia é de sobrevivência, busca pela esperança e libertação do passado para abraçar um futuro sem medo.

Tenho muita sorte de tê-la conhecido e me orgulho de chamá-la de amiga. Ela me faz lembrar, a cada dia, que todos temos o poder dentro de nós mesmos para curar o que nos aflige. Cada um precisa acreditar em si mesmo e na verdade que busca. Só assim estaremos realmente livres – quando encontrarmos a paz interior.

[Jennifer Grant, 23 de abril de 2014]

Prefácio

A Amendoeira Contra o Céu Azul

Peri Brandão*

Quando se comunicou comigo, pouco depois do diagnóstico do leiomiossarcoma, Patricia parecia se sentir desamparada como um galho florido arrancado do tronco da árvore no meio da primavera por uma tempestade inesperada. Uma tristeza áspera e uma raiva pontiaguda pareciam ter restado como resposta à fúria da Natureza.

Lembrei-me imediatamente da época em que trocávamos confidências e devaneios debaixo da amendoeira-da-praia na porta do colégio. Enquanto compartilhávamos utopias, as pequenas flores de cor creme caíam como uma bênção em nossas cabeças e em nossos ombros. Era como se estivéssemos à sombra da própria Árvore da Vida. E nos transmitia uma beleza extraordinária a existência simultânea de folhas verdes, vermelhas e marrons. Confundiam-se passado, presente e futuro na vastidão do instante, as estações todas cabiam nas palmas de nossas mãos. Pela inocência de nossas risadas, qualquer um poderia adivinhar o quanto acreditávamos que nossa calma inquietude seria capaz de mudar o destino do mundo.

Um dia me deu de presente, como se fosse um manuscrito sagrado, a letra de uma canção copiada por ela com lápis grafite. Trazia versos impetuosos assim: "a mão que toca o violão, se for preciso faz a guerra", "a voz que canta uma canção, se for preciso canta um hino". Ocorre que agora, contra o dragão roxo, de nada serviriam as armas dos velhos cavaleiros e de seus fiéis escudeiros, de nada serviriam a armadura e a lança. Mais que qualquer hino, seria importante agora o silêncio. Seria essencial encontrar a paz de um azul que se esconde no roxo do dragão.

Seria agora necessário, como fez seu pintor favorito, Van Gogh, reinventar o galho ressecado da amendoeira. Silhuetados pelo azul do céu poderiam os ramos retorcidos florir para além da tela visível, anunciando, ainda na frieza de um inverno cruel, a chegada de outra primavera. E Patricia enraizou o espírito num silêncio tão imenso que a Terra toda ecoaria o apelo do galho de novo florido, de novo amendoeira. E romperia o silêncio apenas para proclamar como Van Gogh: *"Dat is het"*. "É isto", exclamaria encantada diante dos sussurros angelicais do universo, das mensagens divinas que chegam até nós, vindas de todas as coisas, de todas as criaturas, de rosas, de gardênias, de gatos e até de dragões.

O susto diante de uma face monstruosa do mundo – e seu hálito cheio de um fogo gelado – fez Patricia descobrir-se definitivamente, como os antigos terapeutas de Alexandria, uma hermeneuta, e aprender a exercitar o dom de interpretar a realidade da vida em sua dimensão simbólica, até a doença mais ameaçadora, identificando nela um sentido.

Na origem da palavra grega dragão está o verbo que quer dizer "ver claramente". O dragão é o arquétipo do predador, do ser que contempla com precisão ao longe para devorar. O grande perigo diante do monstro, diante da doença, é passar a se enxergar apenas como vítima, como objeto, como presa, e a medir a própria vida como expectativa calculada segundo estatísticas, em vez de simplesmente gozá-la plena de esperança, algo imensurável em sua essência.

Mas Patricia entendeu que, quando o espírito humano ganha asas, surge um novo olhar sobre a Criação, que não é de presa nem de predador, não é o olhar de quem foge, não é o olhar de quem ataca, mas sim o olhar de quem se encanta, ama e se revela através de uma corajosa mansidão, de uma vigorosa ternura. A Natureza, mesmo no Parque de San Felasco, no riacho mais tranquilo, ou no corpo mais relaxado, está repleta de luta e violência. A missão da humanidade, quando for capaz de um olhar angelical assim como o de Patricia nessa dolorosa e bonita caminhada, será conciliar, pelo ágape, a vida consigo mesma. Se a Natureza é equilíbrio no conflito, que nossa meditação e nossas ações evoluam para a percepção de uma harmonia oculta no meio do caos aparente.

Patricia apenas seguiu na direção de si mesma como ser inteiro e, cuidando do ser, reconheceu: é toda a Terra Santa! Como que se deixou nomear poeticamente por uma anunciação: "Patricia quer dizer 'aquela que tem uma pátria' e a Pátria é todo lugar - no íntimo, mais para lá, ali, cá, de sua Capela ao Himalaia –, ponto de encontro entre o coração e o Infinito". Patricia sente no eu profundo, na fundura do Eu Sou, que salvação e saúde têm a mesma origem, numa altitude a que as asas do dragão jamais conseguiriam alçar o peso de sua ira.

"Estar com boa saúde" pressupõe a arte de "sentir a Terra em cada passo, contemplar em cada instante o que tem de poesia, de vida". Este cuidado é em si presença de Cura, o andar livre do apego à segurança da linha reta. Patricia saiu à procura da ajuda de médicos conceituados para o tratamento dos males do corpo e da alma, mas foi dentro de si que encontrou o dom espiritual de desafiar leis do espaço e do tempo até experimentar a sensação de estar curada.

Ficara muito para trás a ocasião em que dissera achar curiosa minha religiosidade, que se expressava através de imagens poéticas totalmente abertas a um diálogo sem definições, reducionismos e preconceitos. Agora me mandava uma fotografia de seu quarto azul com a legenda: "Do meu altar para o seu altar, com afeto!". Havia ali um Buda sentado em cuja quietude de pedra pareciam cessar tempo e sofrimento. Havia ali um Francisco de Assis deitado, cuja porosidade de barro parecia ser a mesma do chão fértil do Paraíso. Mas se destacava como diminuta janela para o Invisível uma cópia da Eleóusa, a Virgem da Ternura ou da Misericórdia.

Esse ícone era a imagem mais representativa da complexidade da experiência de Patricia. O jogo de olhares entre Mãe e Filho traduzia as conexões sutis entre Terra e Céu. Uma espécie de sentimento de maternidade virginal e universal tomara conta de seu espírito, mas ao mesmo tempo era uma criança. Como no Apocalipse, "sob o véu dos eventos", a Vida eternamente virgem tem uma doçura vigorosa o bastante para manter nossa inocência a salvo de qualquer dragão.

Sob esse olhar, tudo ao redor de Patricia dá a impressão de recitar os versos favoritos de Van Gogh: "Ligam-me à terra laços mais que terrestres". O que está próximo mostra uma estranheza encantadora. O que está distante revela uma intimidade estonteante. Os dias fugidios se sucedem como odisseias. Toda hora é ocasião de ser, ocasião de encontro, de compaixão, de sentir com o outro a dor e a alegria, ocasião de conspirar com o universo, de respirar no ritmo de todos os outros seres, de deixar circular o Sopro, condição, na tradição judaico-cristã, de saúde e salvação. Todo instante é ocasião de acordar o mundo cantando paradoxalmente o impronunciável, espalhando o som silencioso de *Aleph*.

Sim, é necessário desviar-se da estrada em linha reta da objetividade científica, de sua terminologia, pelo atalho não-trilhado da linguagem poética, para chegar mais próximo do indizível, da Primeira Verdade, da maravilha do Uno na diversidade, que nos liberta de um nível de realidade regido pelos conceitos de duração e distância. Lembro-me por um instante de uma foto que Patricia me enviou: ela aparece com roupas de inverno numa paisagem enevoada entre camélias. Confundem-se os matizes – entre o vermelho e o rosa – de flores, casaco e gorro. As pétalas da camélia, em sua forma circular quase geometricamente perfeita, são como pequenas mandalas compondo a Grande Mandala. E com a enraizada elegância da parte que traduz o Todo, a humildade da força que se inclina ao vento, ela resiste ao frio, ela resistiria mesmo à geada. Apenas falta à camélia o poder de exalar certo perfume: o perfume do ágape, universal e incondicional, amor que não controla nem manipula, não finge nem mente, capaz de impregnar nossa alma, os precipícios e as estrelas.

Observando então mais atentamente a fotografia, nota-se que Patricia, de olhos fechados e com um sorriso discreto no rosto voltado para o céu, parece não sentir na pele a brisa gelada senão como hálito do Inefável, parece não sentir os raios de sol senão como réstias da Luz Sutil. Por um instante, nem se sente a falta de seu olhar porque não há separação entre o interior e o exterior: a Luz nitidamente dissipa os limites do corpo. Sem esforço, como um personagem de conto taoista, ela contém o Universo, que sorri docemente através de seus lábios, derrotando o sofrimento e a dor. Um sorriso assim redime a Criação, impregnando tudo com o perfume da fraternura: as poças, os buracos, as rochas, os musgos. O invencível perfume tudo alcança, as janelas mais altas – como as aves –, os sótãos mais escuros – como os gatos –, os perigosos porões do coração humano, tudo penetra, as frestas do espaço, as fissuras do tempo, as fendas do conhecimento. A fotografia torna-se um ícone quando não é contemplada com a clareza da visão dos dragões, mas com a pureza da visão dos anjos.

Foi com um entusiasmo de criança que certa vez Patricia escreveu sobre as flechas encontradas no terreno em que foi construída sua casa em Gainesville. Ali, no quarto azul, compreenderia em meditação: exatamente o arco sem corda e sem seta, inútil para o esporte, inútil para a caça, inútil para a guerra, aponta-nos outro sentido, um sentido sem alvo, o de ser cada um simplesmente seguimento da Vida, o de ser segmento do Grande Círculo da Criação, condição de saúde e inteireza.

Assim aprendeu Patricia a rezar com o Rio Icheetucknee e a crer como o espírito *creek* nisto aí, que a força do rio está na foz como se fosse desejo intenso da fonte que soubesse que é rio e mar a um só tempo e que sua maior largueza e sua maior profundidade estão mais além que aqui. O sentido do arco sem flecha pode ser mirado como um milagre por certo no coração inabitado da América.

Sentada sobre o velho tronco estendido sobre a água parada em Gainesville, Patricia tem perspectiva bastante para perceber que na Serra Verde de sua cidade natal ou na Serra dos Pireneus, no Himalaia ou no Monte Gunung Agung – o vulcão ativo de Bali –, não há lugar algum que não seja o centro do mundo, de onde se vê que é ilusão qualquer fronteira, no espaço ou no tempo.

Quando novamente viajou para Bali, onde cuidava de uma criança com uma grave patologia de pele, estava também, sob a própria pele, profundamente em si, cuidando da Criança Sagrada. Suas viagens conduzem ao mais inacessível do próprio coração, território inviolável do Mistério, da Fonte da Vida. Há nesse caminhar espiritual uma alegria de menina certa, pela estrada afora, de que a próxima curva esconde a Cidade Sagrada. Mas há nela tanta vida que ignora distâncias: mistura de marcha e de dança, cada passo, antes mesmo da curva, já toca um chão sagrado. É apenas a *poesis*, a vida em seu insistente errar.

Os balineses costumam dizer: "Não temos arte". Sem se darem conta, ocupam-se do mundo ao redor como se habitassem uma grande obra de arte, como se agradecessem pela vida aos deuses numa cerimônia que nunca acaba. Assim a eterna menina Patricia sente-se em casa. Na ilha em que não há sequer uma palavra para designar arte, tudo é paradoxalmente arte. É possível imaginar Patricia no pátio de um templo em Bali contemplando na palma da mão uma flor de *frangipani*, contemplando-a longamente sem dizer palavra.

Reparando, por um momento, de dentro de um esquisito conto de fadas, Patricia não se conforma com um mundo de miséria, doenças, indiferença, violência, morte. Mas Bali é, sobretudo, um lugar para notar que nada se perdeu na alma do que se temia coberto pelo pó da estrada, tudo acontece como se de súbito descobrisse que o *frangipani* de Bali é o jasmim-manga da infância, como se compreendesse que a flor das oferendas no templo é a mesma flor com que se brinca um dia coroando-se príncipe ou princesa, quando a graça do Reino estava não em ter súditos nem posses, mas em ter inocência e esperança.

Quando fui visitá-la na casa de sua irmã Andréia em Morros de Camaragibe, foi a menina Patricia que me recebeu dizendo que costumava, nas noites mais escuras, deitar-se ali naquele terraço sob as estrelas suplicando por sinais e mensagens dos céus. Enquanto caminhávamos pela praia, um martim-pescador pousou sobre o curral no mar. Para um mundo sem mitos, ele é apenas uma ave de carne ruim. Mas lhe contei uma antiga lenda: essa ave teria voado tão alto no céu, tão perto do sol, que ficou com o peito vermelho e com as asas azuis.

No entanto, sua aparência apenas evidencia o que se pode ver em cada criatura, em cada pessoa: os vestígios da vastidão celestial, os rastros da incandescência solar. Não à toa a palavra criada pelos gregos para verdade quer dizer não-esquecimento, recordação essencial, desvelamento. No fundo, Patricia sabe que estão por aí os sinais, as mensagens: a presença de cada ser, em sua refulgência e infinitude, grita aos nossos ouvidos como o martim-pescador da praia. A gratuidade, a generosidade suscitada por esse grito da beleza originária – sinceramente vivida – pode lembrar um mar que deseja apenas acolher o rio e outras vezes pode lembrar um rio que deseja desaparecer no mar. Mas o martim-pescador, como presença arquetípica dentro de nós, sabe que são uma coisa só rio e mar, fazem parte de uma mesma realidade alada o que é ardência no peito e o que é imensidão nas costas. E é essa fraternura trazendo algo de celeste e algo de solar, algo de asa e algo de brasa, que faz Patricia jamais parar de sonhar. É a *poiesis*, a vida em seu inexorável planar.

Na última fotografia que me enviou, Patricia estava no Saara. Eu também vivi a experiência do deserto e é inigualável. Quando a noite e as tempestades de areia apagaram todas as pegadas e estamos completamente sozinhos, podemos olhar para o céu e, paradoxalmente, o brilho de cada estrela ilumina dentro de nós a compreensão de que tudo na vida além das dunas, cada momento, tudo é como um oásis muito perto, puro milagre. Na fotografia do deserto, é como se ela tivesse feito da luz mais violenta um turbante de cor amarela e não lhe importasse a vastidão do deserto ao redor porque decerto traz dentro de si uma outra dimensão que refresca e sacia como um oásis.

O carvalho, que deu sombra a muitos peregrinos na travessia de desertos, é sua árvore favorita, por cuja potência implora ainda como que em oração. Povos antigos tinham-no mesmo como Árvore da Vida por seu enraizamento firme, pela dureza de sua madeira e por seu grande porte. Mas a força de Patricia, sua resistência de menina,ssim como sua saúde, são mais sutis: falo do modo como se enraíza na Terra sua imperecível alegria, como se mantém firme sua confiança, como acena para o mundo a majestade de seus atos mais simples de generosidade.

Não é possível degustar todo crepúsculo como uma taça de vinho tinto. Não é possível beber todo verde marinho como um cálice de absinto. Desesperou-se Van Gogh por não conseguir, na tela de sua alma, reinventar todas as paisagens inóspitas da Terra. Patricia está ao relento, no meio do Aberto, mas segue por um caminho invisível em cujas margens tudo refulge, como num ícone, a partir de uma luz de dentro. Sua diferença fundamental para Van Gogh é essa: ela nunca desiste, fiel à Primeira Verdade, a *poiesis*, a vida em seu irresistível resplandecer.

*Peri Brandão: escritor, conferencista, médico do Colégio Internacional de Terapeutas

Considerações

Coragem de tornar pública minha jornada com o "dragão roxo" (Leiomiossarcoma), registrada em um diário que escrevi desde julho de 2013, não surgiu facilmente. Minhas palavras foram escritas para mim mesma (minha alma) e para o *público invisível ao redor de tudo*, como percebi mais tarde. Mas, depois que a Jennifer Grant insistiu que elas poderiam ajudar outras pessoas que estão lutando suas próprias batalhas contra o câncer, ou outras dificuldades, me rendi ao medo de ser julgada por ter feito *desvios não convencionais* ao longo da trilha padrão de luto pós-diagnóstico e em direção à cura.

Essas são as palavras do MEU próprio caminho. Os lugares pelos quais passei e as experiências que vivi são o resultado de eu ter, finalmente, ouvido e seguido a minha voz interior, a minha intuição, que passou de um sussurro suave em meus ouvidos a um forte brado em meu coração e alma. Com dificuldade no início, eu, eventualmente, sintonizei-me numa frequência fora da minha mente racional e analítica consciente e, a seguir, no meu instinto, na minha intuição e nos sentimentos vindos da percepção mais profunda do meu ser e do Universo.

Em meu caminho, percebi muitas coincidências estranhas para serem ignoradas, fazendo com que ficasse mais fácil simplesmente mergulhar com tudo e explorar o desconhecido, sem racionalizar as minhas decisões, como de costume. Logo, aprendi que não há coincidências na vida; que pareço ter uma percepção *distinta* do que está ao meu redor, às vezes ouvindo e vendo além da capacidade dos meus próprios ouvidos e olhos; que, em certas ocasiões, pareço conectar com certa energia e, escaneando o que me rodeia com grande curiosidade, pareço perceber um pouco mais o que a maioria ignora, embora todo mundo tenha essa capacidade. O resultado desta conexão com a consciência cósmica é a "sincronicidade" e a "canalização", que levam ao que chamamos de *coincidências*. Agora, eu aceito os sonhos premonitórios que tive ao longo da vida, os encontros bizarros nos vilarejos em áreas remotas do mundo, e minhas adivinhações, como sendo parte integral do que realmente sou, o meu verdadeiro eu. Agora estou de bem com o meu todo, sem a necessidade de sussurrar minha verdade nos ouvidos da minha irmã Andrea, pedindo segredo. Sem constrangimento; sem medo de ser julgada ou ridicularizada. Aceito a minha própria verdade e, finalmente, posso abraçá-la como parte de quem eu realmente sou, como um ser espiritual vivendo uma experiência humana. Agora sei que meu corpo, mente e alma coexistem, mas são distintos.

Sim, tenho o diagnóstico de um câncer voraz, o dragão roxo chamado Leiomiossarcoma (LMS), mas isso não me define como pessoa. Esta é uma condição médica que meu corpo físico adquiriu, mas que não tem a capacidade de adoecer meu espírito, minha essência. Eu sou quem sou como indivíduo, como espírito. Sou as minhas ações, minhas opções, meus sorrisos, minhas lágrimas, meus sentimentos e o meu verdadeiro ser.

Espero que dividir meus passos rumo à cura, do medo à paz, das lágrimas ao riso, do sentimento de me sentir presa a seguir adiante livre, apesar do dragão, ilumine você, mesmo que um pouquinho.

Considere que não sou uma escritora profissional, sou apenas uma mulher, mãe, nutricionista e um ser diagnosticado com câncer, que compartilha seus pensamentos e sentimentos durante sua jornada.

Com desejo de saúde e paz interior a todos,

Patricia

*Este livro é para todos vocês
que estão lendo estas páginas
enquanto enfrentam seus
próprios dragões.*

Minha eterna gratidão a todos que estiveram ao meu lado, dando-me seus ombros para chorar; Seus ouvidos como refúgio para minhas palavras em momentos de tristeza e temor; Suas mensagens encorajadoras; Seu abraço reconfortante; E acima de tudo, por caminhar ao meu lado, sem deixar que me sentisse sozinha.

"*O ser humano é parte do todo, chamado por nós de 'Universo', uma parte limitada no tempo e no espaço. Ele experimenta a si mesmo, seus pensamentos e sentimentos como algo separado do resto – uma espécie de ilusão de ótica de sua consciência. Esta ilusão é uma espécie de prisão que nos restringe a nossos desejos pessoais e ao afeto por pessoas mais próximas a nós.*
Nossa tarefa deve ser a de nos livrarmos dessa prisão, ampliando nosso círculo de compaixão para abraçar todas as criaturas vivas e toda a Natureza em sua beleza."

Albert Einstein

[Essa poderosa citação estava escrita em uma pintura pendurada na parede ao lado da mesa em que me sentei em um café em Gainesville, antes de seguir para o aeroporto rumo a Abadiânia, no Brasil, em 28 de julho de 2013. Naquele momento, ela me tocou, e seu significado ficou comigo.]

> "*Não se deixe intimidar pela opinião dos outros. Só a mediocridade é segura de si, portanto corra seus riscos e faça o que deseja.*"
>
> Paulo Coelho, Aleph

[29 de julho de 2013] – *Voando de casa, nos Estados Unidos, para Abadiânia, no Brasil.*

Eu nunca tinha ouvido falar de Abadiânia até algumas semanas atrás. Mas aqui estou eu, voando rumo a esta cidadezinha. Não conheço ninguém por lá, e não sei exatamente o que vou fazer ou o que irá acontecer. Mas estou indo, seguindo uma sequência de acontecimentos que surgiram em minha vida. Quando exatamente tudo começou? Há duas semanas? Há três meses? Um ano, vinte e cinco anos, ou talvez há uma eternidade? Realmente não sei.

As coincidências ou acontecimentos que me levaram a estar neste avião, indo em direção ao desconhecido, me colocaram num turbilhão, tanto física, quanto emocionalmente, durante os últimos catorze meses e, principalmente, nos últimos três. Minhas crenças foram abaladas e escolhi me deixar embarcar numa jornada por territórios que, de alguma forma, estão fora da minha zona de conforto.

Por onde devo começar a contar esta história? Para fazer algum sentido, espero, começarei pelos acontecimentos mais relevantes e recentes.

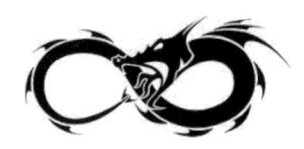

"*Nunca ignore os sinais de aviso que seu corpo dá, mesmo os menores. A experiência dos outros não importa, se a sua intuição diz que alguma coisa não está como deveria estar.*"

Patricia Moreira-Cali

O CATALISADOR: UM DIAGNÓSTICO INESPERADO

[Novembro de 2012] - *Exames de rotina*

Normalmente, faço meu exame ginecológico anual em agosto. Porém, em 2012, não vi minha médica até novembro. Como sempre, minha mamografia deu normal. Compartilhei que minhas enxaquecas e insônia estavam bem administradas e que o resto parecia estar ótimo. A médica prosseguiu com o exame de Papanicolau. Após o exame, senti necessidade de perguntar:

– Faz parte da pré-menopausa ter inchaço abdominal e menstruação mais prolongada?

– Dura por quanto tempo? – minha médica perguntou.

– De quatro a doze dias – adicionei: – Minhas amigas que já estão na menopausa me disseram que esse tipo de mudança é normal.

Minha médica olhou para mim de forma curiosa.

– Não é necessariamente normal. Vamos até a sala do ultrassom dar uma olhada.

O ultrassom revelou dois miomas: um do tamanho de uma laranja e o outro, de um limão.

Eu disse que minha mãe e minhas duas irmãs tiveram tantos miomas que nenhuma delas tinha mais o útero. A médica prosseguiu me dizendo que as massas uterinas, geralmente, são benignas, mas que ela gostaria de repetir o ultrassom dali a um mês, apenas para ter certeza.

É, eu estava certa em suspeitar que havia algo estranho. Deveria ter escutado os sinais do meu corpo...

[Dezembro de 2012] – *Boas novas: os miomas não cresceram*

Depois do ultrassom, a dra. Ross disse:
– Isso é muito bom! Os miomas não cresceram.
Me senti feliz, aliviada.
Ela continuou:
– Mas, só para ter certeza, eu gostaria de repetir o teste daqui a dois meses.
Concordei, sem muita preocupação, e a vida continuou normalmente.

[Março de 2013] – *Notícias meio ruins: um mioma cresceu*

Fui ao consultório da ginecologista para o terceiro ultrassom, dizendo sem preocupação:
– Aqui vou eu, certificar-me de que a minha laranja não virou uma toronja – me referindo ao mioma maior.
– O maior deles cresceu – disse a médica. – O tamanho do crescimento é de dimensão duvidosa. Não que eu esteja muito preocupada, mas também não estou tranquila.
Nós discutimos as opções: cirurgia ou aguardar um pouco mais. Compartilhei estar com uma viagem marcada para dali a duas semanas, para o aniversário de 80 anos da minha mãe no Brasil. A médica me aconselha que posso ir, mas que devo retornar para um novo ultrassom no dia seguinte ao meu retorno.

Chegando em casa, contei as novidades não tão boas ao meu filho de 17 anos e ao meu marido.

– O que é mais importante: ir ao aniversário da vovó ou descobrir se você tem câncer?

A pergunta do meu filho me pegou de surpresa e eu respondi:

– Nossa, Yannick! Eu não tenho câncer. Sua avó mora longe, e ela fará 80 anos uma só vez. Não sabemos quantos anos ela tem pela frente. Então vamos e farei o exame quando voltar.

Entretanto, a pergunta dele ficou na minha cabeça e, no dia seguinte, pedi a opinião da minha médica de clínica geral. Ela, então, sugeriu:

– Se for para ficar preocupada, por que você não faz a cirurgia agora mesmo e antes da viagem?

Liguei na mesma hora para o consultório da ginecologista, e a enfermeira disse:

– Vou falar com a doutora, mas, se ela disse que você pode viajar, é porque ela acredita que você pode esperar.

A enfermeira ligou de volta e me disse que a dra. Ross confirmou que eu poderia viajar sem me preocupar.

Todo mundo que encontro me assegura: "Não é nada de mais! Eu tive muitos miomas", "Muitas mulheres tem miomas", "Minha irmã, minha amiga, minha mãe, minha vizinha teve, porque está concordando com o último nome "vizinha" cinco, dez, quinze" etc. Mesmo assim, ainda não estou totalmente despreocupada. Algo me incomoda.

[Novembro de 2012] *20 de março de 2013 – Ida a Maceió para celebrar o aniversário da minha mãe*

Então fomos para o Brasil e celebramos os 80 anos da minha mãe, dando duas festas surpresa e muitas alegrias a ela. Sentia que ela precisava se sentir especial, celebrada, após uma vida cheia de sofrimentos.

Também encontrei uma centena de familiares. Ao contrário de

mim, os brasileiros, geralmente, não se mudam e tendem a viver na mesma cidade a vida inteira. Moro nos Estados Unidos há trinta anos... sou como uma ovelha que se desgarrou do rebanho.

Tivemos tempo para ir à casa de praia por poucos, mas deliciosos, dias de descanso. Os coqueiros, a brisa, o mar azul, caminhadas solitárias nos arrecifes... tudo tão encantador! Passei a maior parte do tempo despreocupada, apenas desfrutando a vida com a família. No entanto, de vez em quando, o assunto "miomas" vinha à tona, e todos voltavam a me tranquilizar, dizendo que não havia motivo para preocupação, já que são tão comuns.

"Humm... Por que meus instintos insistem em murmurar dúvidas aos meus ouvidos?", me perguntava em segredo.

Aproveitei ao máximo minha ida para Maceió e, ao retornar para os Estados Unidos, senti que tinha valido a pena ter feito a viagem pela minha mãe. Mas não posso negar que, mesmo com todos insistindo que os "miomas" e a possível cirurgia não eram motivos para preocupações – e olha que tentei acreditar nisso – , havia uma vozinha persistente dentro de mim, me deixando um pouco apreensiva, do momento que parti para a viagem até agora, durante o meu retorno.

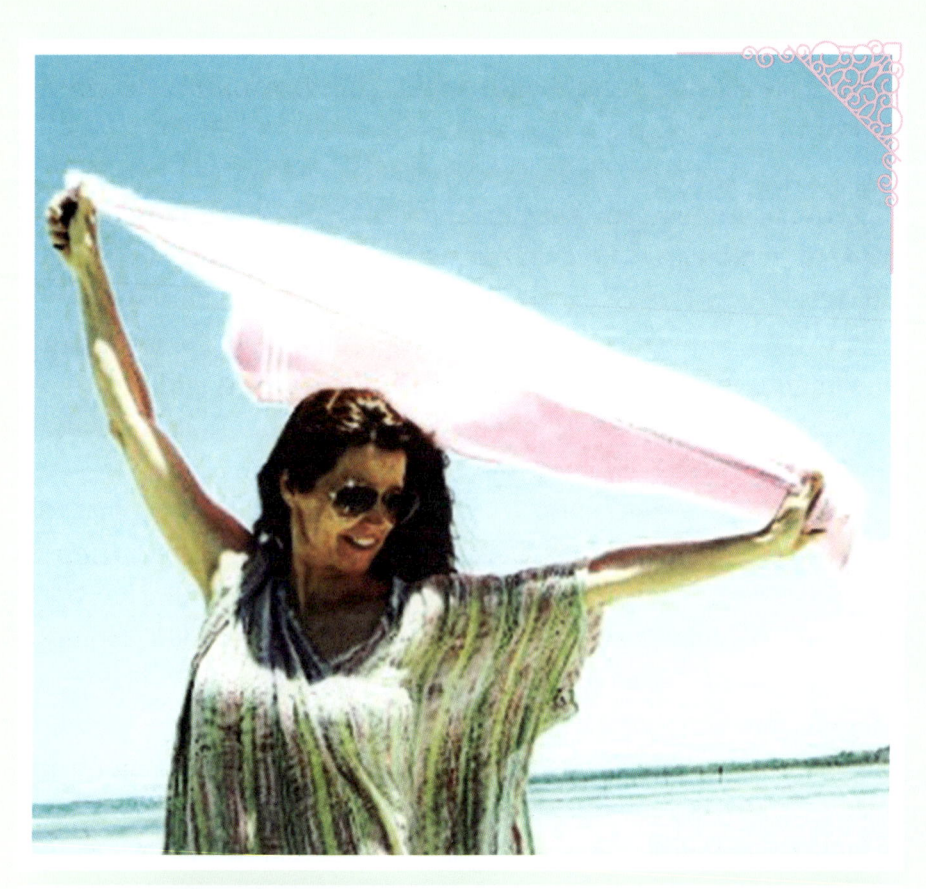

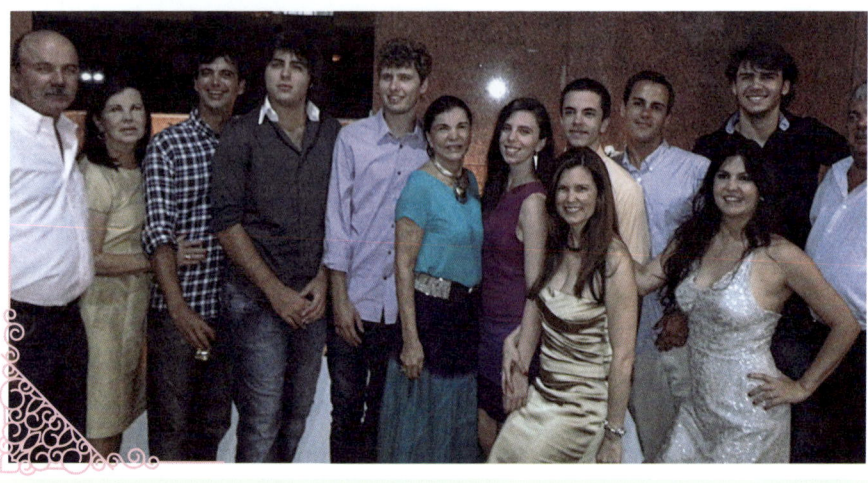

Despreocupada no Brasil com a família sem saber que o dragão roxo já havia entrado em meu corpo.

1º de abril de 2013 - Um primeiro de abril sem piadas

Volto numa segunda-feira e faço o quarto ultrassom. Então, no dia primeiro de abril, recebo a notícia de que foi detectado mais crescimento no mioma maior. Na mesma hora, marcamos a cirurgia.

Mais uma vez, todos insistem que não há nada com que me preocupar, mas não consigo evitar e fico na dúvida, inquieta.

Por que isso não é uma brincadeira do dia da mentira? Por quê?

17 de abril de 2013 - Cirurgia robótica

No dia 17 de abril, estou no hospital prestes a fazer uma histerectomia total, com remoção do útero e ovários, e eu brinco com o anestesista:

– Certifique-se de que eu acorde, viu? – Essa era a minha única preocupação naquele momento.

Horas mais tarde, acordo, cheia de energia, sentindo-me bem. Minha irmã e melhor amiga Andrea, que veio do Brasil, e meu esposo John estavam lá.

No dia seguinte, recebo alta e começo o que estava previsto ser uma rápida recuperação.

> *"Quando menos esperamos, a vida coloca diante de nós um desafio para testar nossa coragem e nossa vontade de mudança: nesse momento, não adianta fingir que ainda não estamos prontos. O desafio não espera. A vida não olha para trás."*
>
> Paulo Coelho

[23 de abril de 2013] *deste dia em diante, minha vida muda para sempre. Fui apresentada ao dragão roxo.*

Uma consulta de retorno estava marcada para duas semanas após a cirurgia, mas recebi um telefonema para ver a médica hoje, apenas seis dias depois.

"Humm", eu penso.

Mas, novamente, minha família me diz:

– Não é nada. Provavelmente você se confundiu com a data da consulta.

John e Andrea permanecem na sala de espera. A enfermeira me leva ao consultório, ainda andando devagar. Eu me sento e espero. A médica entra, senta e pergunta como estou, e aí...

– Lamento. É um tumor – ela, finalmente, diz.

– O quê? – pergunto confusa.

– Sinto muito. Era um tumor cancerígeno.

Fico, instantaneamente, atordoada e perco o chão. Sinto-me estranha, como no meio do nada, em um vácuo.

– Que tipo? – pergunto com uma voz baixa e sem expressão, ainda sem acreditar, mas com esperança de que fosse um carcinoma.

– O pior. O agressivo – a médica responde. E continua: – Leiomiossarcoma, um tipo de câncer muito raro.

Apesar de ser da área médica, essa é a primeira vez que ouço falar de leiomiossarcoma (LMS), mas sei que os sarcomas são os tipos de câncer mais agressivos, perigosos. Pergunto qual tipo de tratamento devo receber.

– O único tipo de tratamento disponível você já fez: a cirurgia. Eu estou lhe encaminhando a um oncologista, para que seja acompanhada e faça mais exames.

– Mas, se eu já recebi o tratamento e foi tudo retirado, por que preciso de mais exames e de um oncologista? – pergunto.

– Este tipo de câncer costuma se transportar para os pulmões e fígado. Mas eu o retirei inteiro em uma só peça, e nós o pegamos cedo, no estágio 1. Você tem uma boa chance.

"CÂNCER! AGRESSIVO! TRANSPORTA-SE! SEM TRATAMENTO! CHANCE!" Minha mente gira desorientada. Sinto-me atrapalhada e estarrecida, como se tivesse acabado de entrar num quarto escuro sem portas de saída, sem janelas, sem luz. Faz frio neste local sem amparo, sem vida, assim como me sinto por dentro. Uma lágrima escorre pelo meu rosto e peço à doutora:

– Por favor, traga meu marido e minha irmã.

– Você não vai desmaiar, vai? – ela pergunta, olhando para meu rosto pálido.

Aceno com a cabeça que não e permaneço imóvel. O tempo passa bem devagar. Olho para o chão, mas não o vejo ou sinto. Quando eles entram na sala, digo estas terríveis palavras pela primeira vez:

– EU TENHO CÂNCER, E É DO PIOR TIPO.

Nesse momento, percebi que minha vida não seria mais a mesma. Passei por uma porta e entrei num espaço novo, vazio, do qual nunca teria uma saída de verdade ou uma maneira de escapar. Um invasor agressivo havia atacado o meu corpo, a minha vida.

Para onde foi minha liberdade? Cadê meus sonhos de envelhecer e, um dia, segurar meus netos? Cadê o corpo saudável dentro desta minha estrutura magra?

Fico em silêncio durante a volta para casa. Ainda estou anestesiada, como num nevoeiro denso. Imagino que John e Andrea sentem-se de maneira semelhante.

Chegando em casa, dou a notícia aos meus filhos, Amanda e Yannick, em voz baixa e sem expressão, e com o coração em pedacinhos. Digo para eles que farei o possível pra ficar bem e permanecer com eles por muitos anos.

Minha família também está em choque, imagino, mas eles tentam ficar tranquilos, sei que para o meu bem, repetindo que estou curada, já que o câncer foi removido. Porém, sou da área médica, e sei demais para ficar em paz. Incertezas, incertezas e mais incertezas estão pela frente, e não há nada que eu possa fazer quanto a isso. Quanta tristeza se apodera de mim!

Meus melhores amigos aparecem. Eles me abraçam, me confortam enquanto as lágrimas de medo e tristeza escorrem pela minha face. Dizem que não estarei sozinha nesta jornada que está pela frente, e que estarão do meu lado. Falam que agora é hora de eu me cuidar e aceitar ser cuidada, de parar de tentar salvar todas as crianças carentes e doentes do mundo, de me importar menos com os meus pacientes e mais comigo mesma. Eu só escuto, escuto e choro.

Vou para a cama. Não quero abrir os olhos. Não quero ouvir. Não quero falar. Não quero comer. Não quero pensar, mas os pensamentos assustadores continuam tomando conta de mim. As lágrimas caem de forma constante, como uma correnteza sem fim. Não consigo dormir. Minha alma está abalada e sei que o rumo da minha vida foi redirecionado, agora indo em direção ao desconhecido.

[25 de abril de 2013] – *A primeira consulta de muitas (e para sempre) com o oncologista*

Após dois dias, vou ao oncologista que, coincidentemente, é um amigo brasileiro de longa data. As lágrimas continuam rolando enquanto ele me dá, primeiro, as "boas" notícias:

– O tumor foi removido no estágio 1, o que é extremamente raro em LMS. A maioria descobre quando já se espalhou.

Agora, as más notícias:

– LMS é um câncer muito agressivo, que geralmente se espalha para os pulmões ou para outros tecidos, como o fígado ou a medula espinhal. Existem três graus de agressividade, e o seu é o grau 2. (Mais tarde diagnosticado como 3, o mais agressivo).

– Não há protocolos para radioterapia ou quimioterapia no estágio 1, então a cirurgia para a remoção dos tumores, conforme eles vão aparecendo, é o melhor tratamento.

Continuando com mais más notícias:

– Já que o LMS é tão raro (1 em 5 milhões), não existe muita pesquisa deste tipo de câncer, e não há exame de sangue para detectá-lo. Então vamos fazer tomografia computadorizada – é como fazer 300 raios X por vez – a cada três meses, durante três anos, para monitorá-lo, pois é o período em que há mais probabilidade de o LMS reaparecer, e a cada seis meses por mais dois anos.

Continuou:

– Não há muitos estudos, mas as poucas estatísticas indicam que você tem de 50 a 75% de chance de sobrevivência em cinco anos. É mais provável que o LMS reapareça nos primeiros dois anos a partir do diagnóstico, mas digamos que você tem 75% de chance.

– O que posso fazer? – pergunto desesperada para ser proativa, para que eu possa FAZER algo que aumente a minha chance de sobrevivência.

A resposta recebida é a mesma que eu ouviria de todos os oncologistas pelos quais vim a passar:

– Seja positiva.

É isso? Ser positiva?

Sinto um grito calado dentro de mim, dizendo: "Isso não é suficiente, além do mais, como é que eu faço isso, ser positiva, com essa notícia assustadora, dramática e sombria que chegou até mim do nada?".

Numa tentativa desesperadora de fazer alguma coisa, *qualquer coisa*, faço uma pergunta tola:

– Eu sou vegetariana. Devo começar a comer carne? – Sim, isso mostra o quanto estou desesperada para fazer alguma coisa.

Sou nutricionista, sei a resposta, mas preciso fazer alguma coisa, algo em que eu possa me agarrar. Da mesma forma como ensino meus pacientes a mudarem seus hábitos para melhorarem sua saúde, também quero que seja simples assim comigo.

– Não. Continue sendo vegetariana. Na verdade, eu gostaria que a maioria dos meus pacientes fossem vegetarianos. Infelizmente, a única coisa que você pode fazer é ser positiva, tente dar continuidade à sua vida.

Quero ser proativa, fazer com que algo de positivo aconteça, fazer com que esse prognóstico suma, que vá para bem longe da minha vida. Afirmam-me que tudo o que posso fazer é ser positiva, mas não conheço nenhuma receita de positividade para esse diagnóstico. Saio do consultório me sentindo impotente. Como começo a ser qualquer coisa que não seja apenas amedrontada, triste e impotente?

[24-30 de abril de 2013] – *Tempo de sofrimento profundo*

Os dias seguintes foram tristes, muito tristes, depressivos e assustadores. Não me lembro de sentir raiva, embora, em voz alta, eu dissesse:

– Por que eu? Por quê?

Meus entes queridos continuaram me dando força para tocar a vida, para sair da cama. Mas eu precisava botar para fora todas as lágrimas que tinham dentro de mim. Pedi a eles um tempo; eu precisava chorar a perda da minha boa saúde, e me acostumar com a realidade de um futuro incerto.

"Você precisa trabalhar menos e não abrir exceções para ajudar seus pacientes", me diziam. "Precisa se cuidar melhor" e "Precisa se preocupar menos em ajudar os outros e começar a focar em si mesma, se colocar em primeiro lugar."

– Eu vou me colocar em primeiro lugar – prometi, sabendo como isso seria difícil.

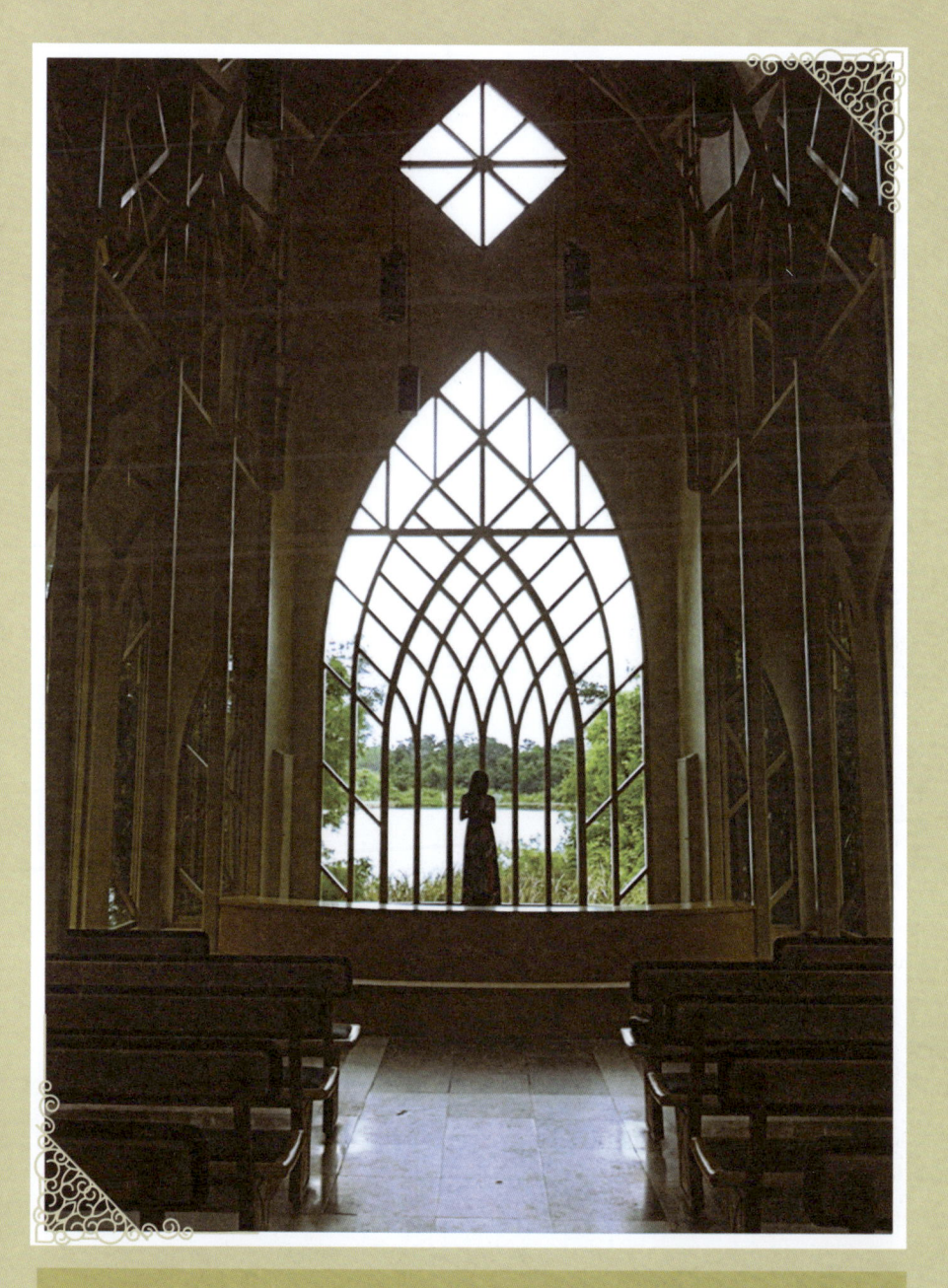

Contemplando a vida e seu significado no Centro Baughman, uma capela ecumênica de Contemplação no lago Alice, após o diagnóstico de câncer.

> "*A Meditação leva a nossa mente para além dos nossos padrões mentais e nossa história de condicionamento, a um estado de pureza no qual podemos nos identificar com a nossa orientação interior.*"
>
> Deepak Chopra

MEDITAÇÃO E RELAXAMENTO PARA ACEITAÇÃO E EFEITO CURATIVO

Eu procuro, encontro e começo a ouvir os aplicativos de relaxamento e meditação do meu celular, e volto à meditação aos domingos, no Centro Budista Tibetano de Gainesville.

Nesse momento, é muito difícil me acalmar sozinha, pois a ansiedade, o medo e a tristeza invadem minha mente com muita facilidade. A meditação guiada não requer esforço, já que, basicamente, ela me conduz pelo caminho que remove a aflição e equilibra minhas emoções negativas, trazendo paz e tranquilidade.

Para mim, mergulhar no silêncio é tão bom, pois me leva para longe, mesmo que só por uns instantes. Na realidade, não quero fazer nada além de ouvir palavras encorajadoras e confortantes, que revelem um campo de pura potencialidade, até mesmo para a volta de minha saúde plena. Tantas noites dormidas com fones de ouvido, escutando Glenn Harold, até meu corpo e minha mente finalmente desligarem e descansarem. Com o tempo, descobri Deepak Chopra, Louise Hay, Wayne Dyer e tantos outros mestres, que guiaram-me e ajudaram-me imensamente. Há muitas meditações guiadas para cura física, mental ou espiritual, gratuitamente, no YouTube.

[3 de maio de 2013] - *Centro de Sarcoma e minha irmã retorna ao Brasil*

Meu oncologista me incentivou a marcar uma consulta em um centro de sarcoma, pois a maioria dos oncologistas gerais tratam pouquíssimos casos de sarcoma por ano. Os sarcomas são apenas 1% de todos os tipos de câncer. Fui ao Centro Moffitt, em Tampa, na Flórida, para ter uma segunda opinião da equipe de oncologistas especializados em sarcoma, mas apenas ouvi de novo que sou muito sortuda por ter encontrado o câncer no estágio 1, que a minha ginecologista fez um ótimo trabalho como cirurgiã e que a única coisa que eu poderia fazer era "ser positiva."

Andrea e John me dizem:
– Está vendo? Isso é bom.

"BOM?", berro internamente em silêncio. "O que é bom? O diagnóstico, o prognóstico e a realidade de que não existe tratamento, fatos que ainda estão aqui, enraizados dentro do meu corpo, da minha mente e da minha alma? Como é que isso é bom exatamente? COMO?" Mas não falei nada. Só chorei em silêncio, por dentro, enquanto íamos ao aeroporto de Orlando levar Andrea, sabendo o quanto eu iria sentir saudades dela.

Nós a deixamos lá e, ao seguir adiante, lágrimas de tristeza começaram a rolar. John diz:
– A partir de agora, chega de lágrimas, está bem? Você precisa começar a sorrir.

Como ele pode dizer isso? Minhas lágrimas me fazem companhia. Elas ajudam a lavar um pouco o sentimento de desamparo, dor e medo que carrego.

Choro ainda mais. Não sei como começar a ser positiva, a voltar a ser eu mesma.

[24-30 de abril de 2013] *4 de maio de 2013 – Ainda não compartilhei nada sobre o dragão*

Querendo poupar minha mãe de sofrer com o meu diagnóstico, ainda não compartilhei a notícia com a família e os amigos no Brasil.

Um dia antes da partida da minha irmã, fomos à capela ecumênica no lago Alice, um lugar lindo e cheio de paz que frequento há anos. Sentei-me em silêncio, num estado meditativo, às vezes um pouco entorpecida. Andrea, que é fotógrafa, clicou umas fotos.

Agora, sozinha numa noite de insônia, me acho postando no Facebook uma das fotos, escrevendo: "Luz... Em um lugar tranquilo, bom para contemplar a VIDA, seu significado e suas surpresas". Ainda não menciono meu diagnóstico.

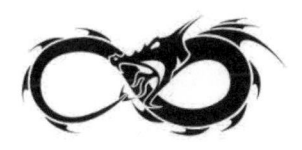

"Eu fico sonhando com um futuro longo e uma vida saudável, vivida na luz, e não na sombra do câncer."

Patrick Swayze

DE VOLTA AO TRABALHO, TENTANDO TRAZER NORMALIDADE À MINHA NOVA VIDA... NADA FÁCIL

No dia 13 de maio, voltei a trabalhar, reduzindo horário a apenas algumas horas por dia. No terceiro dia, estou com uma paciente, quando minha assistente me liga:

– Tem uma ligação do Centro de Sarcoma Moffitt. É uma enfermeira.

– O grau do LMS é, na verdade, 3 de 3, e você precisa ver um oncologista clínico para discutir sobre seu tratamento imediatamente.

– Que tratamento? Achei que não houvesse tratamento além da cirurgia.

– Isso é para ser discutido com o oncologista clínico. Talvez quimioterapia.

Fiquei tão chocada com esta notícia que caí no choro. Volto à minha sala, peço desculpa ao meu paciente, mas não consigo pensar, me concentrar ou trabalhar. Vou para casa aos prantos. Grito calada: "Como e quando terei um pouco de normalidade na minha vida? Este diagnóstico de câncer está tomando conta de mim. Quero minha liberdade e minha saúde de volta."

Tenho hora marcada com meu oncologista no mesmo dia. Ele concorda que não me deram a notícia da forma apropriada e, embora tenha sido um choque que a gravidade agora seja 3, isso não mudaria o plano de ação no momento. Ele, então, me envia ao centro de sarcoma da Clínica Mayo, em Jacksonville, na Flórida, já que eu havia decidido não retornar ao Moffitt. Estou começando a tomar decisões baseadas no que *eu* acho ser certo ou errado para os meus cuidado médicos, nomeando-me e assumindo o posto de CHEFE da minha equipe de cuidados médicos.

[16 de maio de 2013] – *A terceira opinião na Clínica Mayo*

Na data da consulta, John está na Europa. Felizmente, um bom amigo e cientista, Gideon, me acompanhou para me ajudar a processar todas as informações. Amanda, minha adorável filha, também estava lá para me dar apoio. Achamos o médico aberto, bem informado e comunicativo. Enquanto conversávamos, ele procurava informações adicionais e estatísticas sobre LMS em estágio 1, mas encontrou apenas um pequeno estudo com um protocolo de quimioterapia, que demonstrou não ser eficaz: metade das mulheres morreu, com ou sem a quimio. Em outro site, ele entra com meus dados, e um prognóstico foi gerado. Daí, recebo a notícia de que a minha estimativa de sobrevivência agora é de 57% em 5 anos. Bem pior do que os 75% que me deram antes!

Assim, agora tenho um novo e competente especialista em sarcoma, ao mesmo tempo que recebo notícias mais devastadoras. Abaixo a cabeça e choro. Amanda me abraça e diz:

– Mãe. Isso não vai acontecer com você. Você vai ficar bem. Lembre-se de que precisa ser positiva.

Sim, a tal *receita* médica, novamente, era ser positiva, e nada mais. Que droga!

Saímos da clínica com toneladas de informações, inclusive sobre a *falta* de pesquisa. Não tenho fome, mas preciso comer. Perdi peso desde o diagnóstico, pois meu apetite não está nada bom. Durante o almoço e a volta para casa, tudo que consigo pensar é na maldita estatística: 57% vivos, 43% mortos, em 5 anos. Gideon e Amanda tentam me incentivar. Não consigo falar muita coisa. Estou muito triste, desanimada e com medo.

> *"Todo indivíduo tem valor. Todo indivíduo tem uma função para cumprir. Todo indivíduo faz diferença."*
>
> Jane Goodall

ME ABRINDO QUANTO AO CÂNCER E PEDINDO APOIO: EXTREMAMENTE ESSENCIAL

Foi quando eu estava pronta para passear com meu cachorrinho Ziggy, pela primeira vez desde a cirurgia, que minha vizinha Jane parou o carro e me perguntou qual tinha sido exatamente o meu diagnóstico. Eu contei as notícias.

– Querida, não passe por isso sozinha como eu fiz há mais de trinta anos, quando fui diagnosticada com câncer de mama. Conte para todo mundo, e você vai ver: algumas pessoas vão desaparecer da sua vida, mas outras vão sair da toca para te ajudar.

Eu não tinha certeza se estava pronta para contar para todo mundo, mas foi bom finalmente falar com alguém que tinha passado pela mesma coisa que eu estava passando.

Naquela noite, mesmo com meditação, eu não conseguia dormir. John tinha ido para a Europa, Andrea, para o Brasil, Amanda, para Jacksonville e, como sempre, eu continuava tentando poupar meu filho Yannick, ainda adolescente. O tempo passou vagarosamente. Inquietude acordada.

Era meia-noite e, pensando no conselho da Jane, escrevi no Facebook, em inglês: "Sarcomas são apenas 1% de todos os cânceres. Existem muitas faces de leiomiossarcoma. Eu sou uma delas".

Instantaneamente, me senti aliviada e culpada ao mesmo tempo, pois não queria sobrecarregar os outros com minha notícia pesada. Tive receio de que alguém, no Brasil, visse o que estava acontecendo e fosse contar para minha mãe. Ainda queria poupá-la de qualquer angústia. Mas pensei: "Quem vai saber o que é leiomiossarcoma no Brasil? Além do mais, escrevi em inglês, e pouco".

Desliguei meu computador. À uma hora da manhã, liguei-o de novo para enviar uma mensagem com uma pergunta urgente para um "guru" que conheci no ano anterior em Bali. Para minha surpresa, havia várias mensagens de apoio, de muitos lugares do mundo, respondendo à minha postagem. Chorei como um bebê enquanto lia, em voz alta, uma prece da crença Bahai, enviada por uma ex-aluna minha de anos. Depois disso, como se minha alma tivesse sido acalentada com uma canção de ninar, dormi feito um anjo.

Minha vizinha Jane tinha me feito um enorme favor. Ela estava muito certa sobre eu precisar compartilhar, me abrir, não lidar com tudo isso sozinha. Na verdade, naquela noite, decidi que quanto mais pessoas soubessem, melhor seria, com a esperança de que minha história pudesse alertar e, possivelmente, até salvar outras pessoas, incentivando-as a fazer exames médicos de rotina e a seguir suas próprias intuições.

Jane também disse:

– Nós temos uma vizinha que você deveria conhecer. Ela passou por algo semelhante recentemente. Acho que vocês vão se dar bem, mas deixa eu perguntar primeiro a ela se posso dar o número dela para você. – (Ela estava certa mais uma vez. Jeniffer tornou-se uma pessoa essencial na minha jornada, e até hoje somos grandes amigas.)

[29 de maio de 2013] - *O apoio flui de várias partes do mundo*

Da Índia, outra ex-aluna escreveu uma mensagem que tocou meu coração.
Dizia:
"Senhora Cali. Eu a conheço há muitos anos e sei que você, sendo uma mulher forte, positiva, e com espírito de luta, VAI passar por isso, e será curada. Minhas preces, desejos e fé estão sempre com você. Existe uma frase no *Bhagavad Gita* (nosso livro sagrado): 'A força de Deus está com você a todo o momento: nos pensamentos, nos sentidos, na respiração e nas emoções; e ela está constantemente fazendo todo o trabalho, usando você como mero instrumento'. Com muito amor... Sohini."
Outra aluna que ensinei na Florida International University, dez anos atrás, escreveu:
"Patricia, você é um ser humano verdadeiramente lindo e com alma das mais brilhantes. Divide com o mundo sem interesse nenhum, e me sinto honrada por conhecer você e o seu coração tão genuíno. Toda a força que deu aos outros está com você, na sua perseverança. Saiba que está em meus pensamentos, em minhas orações e em meu coração. Envio a você raios de amor e de luz. Amo você, sempre. Nicoletta."
Mensagens como essas me fizeram chorar e, ao mesmo tempo, aqueceram meu coração. Senti-me menos solitária, e decidi que continuaria dividindo minha jornada com qualquer um que quisesse fazer parte dela.

"Às vezes, a coincidência é um plano disfarçado."
Desconhecido

DEIXANDO AS COINCIDÊNCIAS ACONTECEREM

[1º de junho de 2013] – *Inúmeras "coincidências" e sou apresentada ao desconhecido*

Raramente, vou ao centro da cidade, mas, em abril, alguns dias após meu diagnóstico, decidi tomar um café por lá com minha irmã, John e Ziggy, para aliviá-los da companhia do fardo da minha tristeza. Com o intuito de não encontrar nenhum conhecido, optei por um café mais pacato, ao invés de ir ao popular Starbucks.

Bem, para minha grande surpresa, na primeira mesa, vejo um médico que conheço há bastante tempo, mas que eu não encontrava há anos. Ed tem diagnóstico de leucemia faz anos e, justamente, no dia anterior, eu havia pensado em entrar em contato com ele, mas não o fiz. Não contei nada sobre meu diagnóstico e, depois de dar um "oi" a ele e à sua esposa, me despedi.

Três dias depois, ele me liga perguntando se estava acontecendo alguma coisa. Contei minha notícia e, soluçando, perguntei:

– Como alguém faz para lidar com isso? Com câncer?

Ele ficou surpreso em escutar sobre meu diagnóstico. Suas palavras foram muito reconfortantes, e eu senti que ele entendia exatamente como me sentia desamparada e perdida, pois tinha passado pela mesma coisa.

Avançando no tempo, num sábado do mês de maio, encontro-me na varanda da casa do Ed, tomando café, recebendo apoio e incentivo para ir ao maior centro de tratamento de câncer do mundo, o MD Anderson, em Houston, no Texas. Digo que vou considerar, mas que já me sinto satisfeita com três opiniões (no mês seguinte, acabo seguindo o conselho dele). Tomar um suco verde ou um café nas manhãs de sábado na casa dos Jaffes passou a ser um ritual que comecei a apreciar e valorizar.

Naquela noite de abril, no mesmo café do centro da cidade, aconteceu outro encontro inesperado. Cris, uma amiga de longa data que não via há alguns anos, chegou e sentou-se à mesa próxima à nossa. Contei sobre o meu diagnóstico, e ela imediatamente disse:

– Claro que tinha que ser um tipo raro, minha amiga. Você é muito especial, por isso não pode ter o que todo mundo tem. Esse dragão veio e já se foi. Aparece no meu consultório pra uma sessão de *Reiki*.

Concordei e disse que ligaria em breve, sem confessar que não tinha a mínima ideia do que seria *Reiki*.

[6 a 10 de junho de 2013] – *João de Deus aparece no meu radar*

Foi então que recebi um e-mail inesperado de uma prima que mora em Londres, sugerindo que eu fizesse uma pesquisa sobre meditação com a Louise Hay, e também sobre João de Deus, um curandeiro do Brasil. Eu nunca tinha ouvido falar sobre nenhum dos dois. Agradeci, dizendo que iria procurar informações sobre eles, mas acabei me esquecendo, e não pesquisei.

Recebo outro e-mail inesperado de uma querida amiga do outro lado da costa americana, na Califórnia, sugerindo que eu considerasse investigar sobre o médium no Brasil chamado João de Deus. Eu lhe agradeci, contei ao meu marido agnóstico, que revirou os olhos, e digo a ela que vou procurar informação, mas não o faço.

Alguns dias depois, a vizinha sobre a qual Jane havia me falado me liga. Instantaneamente, começamos a conversar como se fôssemos velhas amigas colocando o papo em dia, e Jen diz que seria ótimo eu considerar ir a Houston. Finalmente, para minha grande surpresa, ela menciona João de Deus.

Surpreendida, digo:

– Jura? Já ouviu falar dele? Eu sou do Brasil e nunca ouvi falar dele até os últimos dias. Você é a terceira pessoa que me sugere procurá-lo!

Ela me contou que visitou uma pessoa na Califórnia, uma curandeira, que foi aprendiz na "Casa" ("Casa" é como chamam o local onde João de Deus atende as pessoas). Ela disse que não se importava com o que as pessoas pensavam, que ela acreditava, que carregava consigo um rosário de Abadiânia, e que ela o fazia para sua própria cura espiritual.

Uau! Que surpresa ouvir isso! Nem acredito escutar isso de uma americana.

Bem. Agora eu estava começando a ficar curiosa sobre *esse* João de Deus. Até a minha vizinha americana o conhece, e eu, brasileira, nunca ouvi falar dele! É... mas, mais uma vez, não pesquiso sobre ele. E esqueço.

[4 de junho de 2013] - **Amigos: uns chegam, outros saem**

Exatamente como Jane havia previsto, alguns amigos ficaram mais próximos, me dando todo seu valioso apoio. Eles foram essenciais, ajudando-me a lidar com minha nova vida. Sinto uma gratidão enorme por eles, do fundo do meu coração. Ao mesmo tempo, alguns amigos, e na verdade familiares também, nem me procuraram, sumiram do mapa, enquanto outros mantiveram-se longe, evitando contato. Sinto falta da presença deles, e dói ver que meu diagnóstico os incomoda. Câncer não é contagioso, mas muitos se distanciaram, como se fosse.

Outra lição árdua aprendida: Câncer causa a perda de amigos. (Mais tarde, aprendi que alguns amigos, incluindo alguns presentes inicialmente, vêm a se cansar, ou decidem se poupar, desaparecendo eventualmente).

E hoje é um domingo qualquer. Fui convidada para almoçar fora num restaurante caribenho. Um rapaz que conheci há alguns meses, e que eu não via desde então, também foi convidado. Percebo que ele não sabe sobre o meu diagnóstico, e não entro no assunto. Hoje não estou a fim de falar sobre câncer. Hoje não haverá o rótulo do câncer estampado em mim. Hoje sou apenas Patricia, e pronto.

[20 a 22 de junho de 2013] – *Visita a uma família muito especial na Carolina do Sul*

Senti muita vontade de visitar Maya e seus pais adotivos na Carolina do Sul.

Quem é Maya Savalta? Uma menininha que conheci em um orfanato que ajudei no Nepal, em abril de 2010. Postei a história do orfanato em meu blog de viagens, inclusive a foto dela na página inicial (Travelblog.org "Nepal: Crisis Beyond Politics... Children & Orphanages").

Quatro meses depois, estou chegando na Grécia, quando recebo uma mensagem de um casal na Carolina do Sul, perguntando se eu sabia o nome da menina da foto publicada em meu blog. A mensagem deles também dizia que os Estados Unidos tinham suspendido todas as adoções do Nepal, cinco dias após eles terem sido escolhidos como os pais de uma menina que eles acreditavam ser a mesma que eu conheci, e que estava nas fotos que postei no blog. Confirmei que, de fato, a menina era a Savalta. Eles me perguntaram se eu poderia ajudá-los, já que estavam considerando ir ao Nepal e contratando um advogado para lutar e adotar a criança. Então eu os ajudei escrevendo uma carta, que o advogado usaria no processo de adoção, e permitindo que meu blog de viagens fosse usado como evidência de que a criança era mesmo uma órfã.

Tempos depois, em 23 de fevereiro de 2011, Maya chegava aos Estados Unidos, como cidadã norte-americana, sendo acolhida por seus amáveis pais. Enviei-lhes fotos e vídeos antigos da filha deles... Foi tão surreal que eu a conheci e conectei-me de forma especial com ela antes deles, que ajudei na adoção e pude compartilhar um pouco de sua vida no orfanato.

Eu e os pais da Maya mantivemos contato por e-mails e fazíamos promessas de nos encontrarmos, mas a vida ficou corrida e o tempo passou.

Agora, três anos depois, bateu uma vontade enorme de revê-la e conhecer seus pais. Então, fui até Venice, na Carolina do Sul.

Surpreendentemente, me vi na casa da Maya (o novo nome de Savalta), reencontrando-a após três anos e vendo seus pais pela primeira vez. Ela cresceu tanto que nem parece mais aquela menininha tímida, coberta de urticária e malnutrida que conheci no pequeno orfanato no outro lado do mundo. Ela tem personalidade extrovertida, e nós nos conectamos instantaneamente. Ah! Ela adorou brincar de rodas comigo, ao som de "Atirei o pau no gato"... que não atrevi-me a traduzir, pois a musiquinha é cruel com o pobre gato, né?

O mesmo aconteceu com seus pais. Parecia que nos conhecíamos há muito tempo. Sua mãe contou que todos disseram a ela que deveria desistir da adoção, menos eu, e que a ajudei a seguir em frente com o processo. Nossa! Nem tinha noção disso.

Seu pai é médico, e ele foi incrível me dando esperanças quanto ao meu futuro, me incentivando a enxergar o câncer como uma condição crônica, com a qual eu teria que aprender a conviver, exatamente como eu ensinava meus pacientes a conviver com a diabetes. Naquele momento, foi difícil enxergar a minha *condição* com esta nova perspectiva, mas a vi como um novo conceito o qual eu poderia utilizar na busca da tal "positividade" ao enfrentar meu diagnóstico bizarro.

Os momentos únicos e felizes que passamos juntos quase me fizeram esquecer o danado do dragão, e isso foi muito bom.

(A propósito, outra criança, um menininho que me chamava de *Missy-Missy*, e que também apareceu no meu blog, teve um destino similar. Seus futuros pais adotivos também usaram meu blog de viagem no processo de adoção. Agora ele vive com uma família adorável na Califórnia. *Ah, as alegrias das "coincidências"! Que maravilha!*).

[23 de junho de 2013] – *Mais incentivo para procurar por João de Deus e encontro o dr. Weiss*

Quando retornei para casa, minha amiga Teresa, da Califórnia, havia me enviado outra mensagem sobre João de Deus, além de deixar mensagens de voz no meu telefone. Finalmente, decido procurar saber sobre ele, só para não ser indelicada com ela.

Quando digitei *João de Deus* no Google, aparece dr. Brian Weiss na tela como um dos links. Eu reconheci seu nome, pois li seu livro *Muitas Vidas, Muitos Mestres* oito anos atrás e, na hora, a cor azul da capa do seu último livro, e o título, *Milagres Acontecem*, me atraíram.

Deixando a pesquisa sobre João de Deus de lado, continuo procurando por dr. Weiss. *Ah! Qualquer um pode vê-lo em workshops, retiros e até em cruzeiros? Interessante!*

No dia seguinte, achei um vídeo dele sobre regressão a vidas passadas no YouTube, com trinta e seis minutos de duração, e de graça. Percebi que estava a fim de assisti-lo, por pura curiosidade, mas não o fiz. Ao invés disso, comprei e comecei a ler o livro *Milagres Acontecem*. Fiquei intrigada.

Decidi: *Quero ter meu próprio milagre; quero que esse dragão vá embora para bem longe e para sempre.*

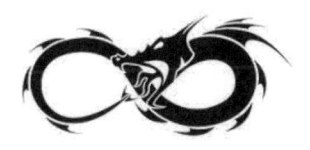

"*Visão é a arte de enxergar coisas invisíveis.*"
Jonathan Swif

IDA AO CENTRO DE CÂNCER MD ANDERSON

Decidi marcar uma consulta no MD Anderson, o maior centro de câncer no mundo, que fica no Texas. Não esperava que nada de novo fosse revelado, mas queria estar no banco de dados deles, caso eu precisasse de mais opções no futuro. Além disso, já havia atingido a minha franquia do plano de saúde, e não pagaria pela consulta. Então viajei com John até Houston para tranquilizar um pouco mais a minha mente... pelo menos foi o que pensei que aconteceria.

[26 de junho de 2013] - *E os "gatos" entram na minha vida*

Chegamos em Houston no final da tarde, jantamos e fomos descansar para a consulta na clínica de ginecologia e oncologia às 7h30 na manhã seguinte. Lembrei-me do link sobre regressão do dr. Weiss, coloquei meus fones de ouvido e procurei por ele sem nenhuma expectativa, e sem noção alguma de como, ou por que, fazê-lo. Estava curiosa e, na verdade, interessada em saber se isto teria alguma ligação com os milagres que poderiam acontecer.

Cliquei "Iniciar" e, conforme era guiada, visualizei um lindo jardim. Passados alguns minutos, de repente, não vejo (em minha mente) mais cenário algum. O jardim e tudo o mais havia desapareci-do. Só me "vi" sentada num chão como que de concreto acinzentado. O ambiente era todo cinza. Não havia cor, objetos, paredes... nada além de mim. Virei a cabeça para a direita e para baixo e, bem perto de mim, deitado, havia um gato cinza. Repentinamente, senti como se meu corpo tivesse se "desprendido", movendo-se para cima, para o ar, bruscamente e bem rápido. Meu coração começou a acelerar, de verdade. Eu o sentia batendo muito forte. Olhando de cima, pairando no ar, olhei para baixo e pude ver o gato cinza, que então começou a se encolher, devagarzinho, ficando cada vez menor, até desaparecer.

Abri meus olhos, em pânico, meu coração ainda batendo acelerado, e disse:

– O que foi isso? Que coisa estranha! Que susto! Era para relaxar, mas aconteceu a coisa mais esquisita! Estou aqui de coração acelerado.

Descrevi o ocorrido ao meu esposo, que trabalhava na escrivaninha. Ele não deu muita importância. Mencionei, ainda:

– Nem curto gatos. Eu hein! Que bizarro!

Levou um tempo, mas adormeci.

[25 de junho de 2013] - *No terceiro Centro de Sarcoma*

Eram 7h30 e eu estava na clínica de ginecologia do centro de oncologia MD Anderson.

A jovem médica que me atendeu se formou pela UF, a universidade da minha cidade na Flórida! Ela me informou que o patologista havia encontrado células cancerígenas também no sistema linfático, e não apenas no mioma (*os outros centros disseram que o câncer estava completamente contido, e agora não está?*). Ela também disse que a chance de sobrevivência era de 50%, e que não tinha como prever quem teria essa chance. E mais, o grau de malignidade era mesmo o mais alto: 3.

Terminou por dizer que não havia motivo para me encaminhar para o centro de sarcoma no momento e planejou um exame a cada três meses para acompanhamento e cirurgia, caso o LMS aparecesse em outro lugar. E, é claro, falou que o que eu poderia fazer era "ser positiva".

Agora as notícias recebidas foram ainda piores que as anteriores, mas nem sei como, dessa vez, não me senti tão abalada, e sim mais passiva... O que será, será.

Almocei com o John e decidimos dar uma volta por Houston. Tentei ignorar as notícias negativas, que, por sinal, chegaram quando, finalmente, começava a me sentir um pouquinho mais positiva. Lembre-se de que *positivismo* foi a única coisa que me sugeriram, e eu estava tentando me segurar com toda força nesse último *tronco* que havia à vista, para não me afundar no mar do desespero.

Enquanto caminhava num parque, minha amiga Robina me liga e, quando contei que as notícias eram um pouco piores, ela falou na hora:

– Você vai ficar bem, assim como aconteceu com o gato da nossa amiga Kim.

– O que aconteceu com o gato da Kim? – pergunto com curiosidade.

– O gato da Kim teve sarcoma e o veterinário disse que ele tinha só alguns meses de vida. Isso foi há dois anos e meio, e o gato está vivo e livre do câncer.

Dei risada.

– Que interessante! Ontem à noite, eu estava tentado fazer uma meditação diferente e de repente apareceu um gato na minha mente. Senti que saí do meu corpo, ou algo assim, pois eu via, do alto, o tal gato. Daí o gato foi se encolhendo aos poucos até desaparecer. Eu me apavorei. Mas, agora, quem sabe eu não seja mesmo como o gato da Kim e sobreviva. Gostei mais deste gato! Vou adotá-lo! – falo, brincando.

Nós rimos. Relaxei e continuei minha caminhada pelo parque cheio de estudantes.

De volta ao hotel, tive um impulso de conferir as datas do workshop do dr. Weiss novamente. Um evento de três dias estava para acontecer dentro de três semanas em Nova York. Considerei ir.

Para minha grande surpresa, meu marido cético disse:

– Vá!

De volta à casa, minha filha também disse:

– Vá! – Outra surpresa!

E assim comecei a considerar realmente ir. *Hum! Será que pirei?*, penso sorrindo.

> "*O homem corajoso não é aquele que não sente medo, mas o que conquista esse medo.*"
>
> Nelson Mandela

VIAGEM EM FAMÍLIA PARA A AMÉRICA CENTRAL E PRATICANDO CORAGEM

Num momento melodramático, com lágrimas rolando pelo rosto, digo aos meus filhos que queria muito fazer uma viagem em família, já que esta poderia ser a nossa última. Amanda contesta, dizendo que eu não devo pensar assim. Yannick também não aprovou minha maneira de pensar no futuro. Concordei com eles, falei que estavam certos, mas que entendessem que agora era difícil mesmo pensar no futuro.

Em dois dias, marcamos uma viagem para Nicarágua e Costa Rica. E, num impulso, também decidi marcar a viagem até o Instituto Omega, ao norte de Nova York, para participar do workshop do dr. Brian Weiss e descobrir qual era a do *Milagres Acontecem*.

Ao sair correndo para o carro a caminho do aeroporto, eu desabafo:

– Que saco! Esqueci de pegar um livro para ler na viagem.

Amanda diz para eu esperar, pois ela tinha acabado de pegar emprestado um livro que ela pensa que vou gostar. Era *O Livro dos Segredos*, do dr. Deepak Chopra. Ela estava certa; não consegui largar o livro. Ele caiu em minhas mãos na hora precisa. Fui apresentada a novos conceitos sobre como poder ter um pouco de controle sobre minha vida e minha saúde, as quais, no momento, pareciam totalmente fora do meu alcance. Uma nova fase se inicia para mim nessa jornada com o dragão. *Talvez, de alguma forma, ele, o tal dragão, até comece a parecer um aliado, e não um inimigo!*

Nicarágua foi só felicidade e sossego. Houve tempo para leitura na rede, caminhadas, passeios de carro pelos vilarejos e visitas aos vulcões. Mas, em um determinado dia, meu espírito aventureiro despertou e sugeri que fôssemos fazer tirolesa sob a copa das árvores. Com medo? Com certeza! Mas me senti pronta para *exercitar a coragem*. Racionalizei: *se tenho que aprender a ser corajosa para destruir o tal dragão (LMS), não devo ter medo de me pendurar num cabo, além do topo das árvores bem altas, certo?* Então eu vou, coração acelerado no começo, mas determinada a encontrar coragem e me divertir. E assim foi.

Já na Costa Rica, a viagem não pareceu corresponder às nossas expectativas. A área em volta do Vulcão Arenal, onde ficamos, é uma verdadeira armadilha para turistas. Não o que esperávamos. Mas aproveitar ao máximo todos os dias era a minha missão e, além de fazer caminhadas na floresta na base do vulcão e relaxar na piscina de água naturalmente aquecida, um dia, decidi praticar um pouquinho mais a minha coragem, desta vez, fazendo rapel em seis cachoeiras. Sim! Com medo e tudo, me vi saltando para trás, de plataformas altíssimas, sem saber o que haveria embaixo, aonde meus pés iriam aterrissar. Da mesma forma que não sei o que está por vir para mim... além de incerteza. Assim, ao final de mais um dia, me vi tomada por um sentimento de realização. Diverti-me muito com a minha filha Amanda, que embarcou na aventura comigo. O que mais eu poderia desejar para um dia como este? Bem! Nada mal se viesse a ser curada, e que o dragão abandonasse meu corpo para sempre, não é? Mas, no momento, contento-me com a felicidade de estar viajando na companhia dos meus filhos e John, contemplando o majestoso vulcão adormecido.

> *"Só há duas maneiras de viver a vida: a primeira é vivê-la como se os milagres não existissem. A segunda é vivê-la como se tudo fosse milagre."*
>
> Albert Einstein

"COINCIDÊNCIAS" DEMAIS PARA SEREM IGNORADAS

Intrigada por ainda não ter recebido a confirmação do Instituto Omega, mesmo tendo dado o número do cartão de crédito e tudo o mais, envio um e-mail a eles. A resposta diz que não fui inscrita! Eu escrevo, em pânico, comunicando que já havia comprado uma passagem sem reembolso, reservado hotel e alugado carro, e que *tenho* que estar inscrita no evento. No dia seguinte, recebo a confirmação de que estou! *Nossa! Que alívio!* (Mais tarde, fico sabendo que os ingressos do evento se esgotaram com muitos meses de antecedência. *Será que foi um milagre eu conseguir? Há quem diga que sim. Hum!*)

Num período de dez dias, fui de casa, na Flórida, à Nicarágua e Costa Rica com a família e, depois, sozinha para o estado de Nova York para participar do workshop *Milagres Acontecem*.

Os relatos a seguir podem parecer, no mínimo, "únicos", ou bizarros, e não tenho nenhuma expectativa quanto à reação dos leitores. Se quiser acreditar neles ou não, é você quem decide. Só saiba que os relatos foram realmente vividos por mim, e que eles afetaram minha vida de forma inesperada e intensa.

[12 de julho de 2013] – *No Instituto Omega fazendo "regressão" com o dr. Brian Weiss!*

Desembarquei em Nova York, peguei o carro alugado e dirigi em direção ao norte por cinco horas. Mesmo pegando trânsito, acabando a bateria do GPS e tendo me perdido, consegui chegar no instituto Omega trinta minutos antes de o dr. Weiss entrar no palco. Não havia mais assentos livres. Exausta, e com uma forte enxaqueca, sentei-me no chão e contra a parede do fundo do salão lotado com quinhentas pessoas.

 Sentindo-me desapontada, pensei:

Vim até aqui para aprender a relaxar e ver a morte de forma diferente. Como é que vou conseguir isso nesta sala enorme com toda essa gente? Minha única opção de resposta foi simples: *Seja lá o que for... Já estou aqui, então vou deixar rolar; aceitar o que não posso mudar.*

 Naquela noite, o dr. Weiss conduziu o grupo numa regressão até o útero, antes e na hora do nascimento. Antes de começar, alertou que cerca de 40% do grupo não teria sucesso na regressão, e que essas pessoas deveriam simplesmente aceitar isso. Para minha grande surpresa, apesar da enxaqueca, eu consegui "regredir". As lágrimas escorriam pelo meu rosto, enquanto eu compreendia o motivo pelo qual nasci. Tudo fez sentido em questão de segundos. As rejeições e tantas outras coisas... É difícil compartilhar fatos que envolvem anos e anos da minha vida.

 Finalmente, consegui aceitar o vazio que sentia quando criança, a falta de afeição paternal. Percebi que não nasci para ser filha dos meus pais. Nasci para ser filha da Preta, a cozinheira que me amou incondicionalmente, que fez com que eu me sentisse protegida, importante, amada. Ela foi minha madrinha, mesmo não sendo comum uma empregada doméstica ser madrinha de batismo no Brasil. A minha Preta faleceu há quinze anos, mas ainda penso nela como meu anjo, e sei o porquê.

Durante a mesma regressão, embora o dr. Weiss não tenha nos conduzido para fazer mais nada, me vi em seu leito de morte. Senti que ela sabia que eu estava ali, pelo menos em espírito. Sempre me senti mal por não estar ao seu lado quando ela faleceu. Naquela época, eu já morava nos Estados Unidos, e não houve tempo.

O dr. Weiss nos trouxe de volta ao presente. Fiquei impressionada! Foi tudo tão intenso, surreal! Contudo, me senti em paz.

Andando em direção ao carro, às 22h30, troquei umas palavras com um casal. Eles estudaram na cidade em que moro atualmente. Continuo encontrando pessoas de Gainesville nos lugares mais diversos! Nicarágua, Tailândia e muitos voos internacionais.

Eram 23h15 quando cheguei ao hotel. Mesmo estando muito cansada, não conseguia dormir e fiquei acordada madrugada adentro. Tinha contado com palestras, e não sessões de regressão.

13 de julho de 2013 - *Segundo dia no Instituto Omega: "o gato" reaparece e o dr. Weiss conversa comigo!*

Às 5h30, desperto sem ter dormido muito, mas me sentindo renovada de certa forma. Às 7h30, encontro-me no refeitório do instituto que, para minha felicidade, serve comida orgânica e vegetariana. Após o café da manhã, dei uma volta pelo lindo ambiente do instituto – jardins, árvores, estátuas de Buda, coelhinhos e passarinhos. A paz preenche o ar. Meus olhos encontram um grupo de sete esculturas ao longe.

Meu Deus!, pensei. *Esta é exatamente a forma, silhueta, que vi saindo da minha barriga no sonho que tive na noite em que meu bebê de oito meses morreu dentro de mim!*

Aproximei-me da obra de arte. Uma placa diz algo que não faz nenhum sentido para mim. Tiro foto da escultura e sigo para o auditório, agora pensando na triste noite em que perdi meu filho Bruno anos atrás.

Desta vez, sento-me na quarta fileira, bem em frente ao lugar onde o dr. Weiss viria a se sentar. Naquele momento, eu não sabia onde ele iria sentar-se. Ele entra, bate um papo e avisa ao grupo que não responderá perguntas pessoais, já que não terá tempo e que, provavelmente, as respostas podem ser encontradas em seu canal no YouTube. Ele também nos pediu para respeitar os intervalos, não abordando-o.

Dr. Weiss nos conduz a outra regressão. Desta vez, a uma memória da infância. Vejo-me novamente na usina de cana-de-açúcar João de Deus, em Alagoas, Brasil, onde vivi até os 7 anos de idade.

De repente, lembro-me (ou talvez revivo) de um pesadelo que tive quando tinha apenas 4 ou 5 anos de idade:

Encontro-me ao ar livre, não tão longe de casa. Estou sozinha. Sinto a terra debaixo dos meus pés. É dia, mas, quando olho para cima, vejo três luas. Uma ou duas delas têm tonalidade amarelada. O chão começa a se mover como uma onda. Olho para a altíssima chaminé de tijolinhos da usina, e ela começa a desmoronar. Fico muito assustada, como se o mundo estivesse acabando.

Estranho, mas vira e mexe me lembro deste sonho nos últimos quarenta e cinco anos. Por quê? Não sei. Por que relembrar esse sonho agora, de todas as memórias da minha infância? Não sei.

Em seguida, o dr. Weiss diz ao grupo que cada pessoa deve encontrar um parceiro, alguém desconhecido.

Como se eu conhecesse alguém aqui!, pensei. Meus olhos encontraram os olhos de um rapaz jovem, de uns 20 e poucos anos. Ele está na primeira fileira, do lado esquerdo do palco. Ambos acenamos com a cabeça, concordando, e ando em direção ao lugar dele. Nós nos apresentamos.

– Mark, do Canadá – ele diz.

– Patricia, da Flórida – eu digo.

O dr. Weiss interrompe.

– Não troquem mais nenhuma informação. Troquem apenas, entre vocês, um objeto que caiba em suas mãos. Qualquer coisa pequena. Um anel, chaveiro etc.

Dou meu brinco ao Mark, com o símbolo Budista do nó eterno. Imagino que, se ele tem algo a dizer sobre mim, vai adivinhar que estive no Tibete, ou que gosto de Budismo. Ao contrário, ele parece perdido, procurando algo sem encontrar – sem relógio, sem anel, sem corrente, sem nenhum objeto pequeno, nada mesmo para me dar.

– Ah! – ele diz, enquanto pega sua garrafa de água de alumínio ao seu lado, abrindo a tampa e entregando-a a mim.

Tudo o que eu penso é que estou prestes a me fazer de boba, se o dr. Weiss quiser que a gente adivinhe algo segurando essas coisas.

E então ele diz:

– Nós vamos fazer um exercício chamado telemetria. Fechem os olhos enquanto seguram o objeto.

Não me lembro exatamente do que ele disse em seguida, mas fez com que enxergássemos cenas.

Imediatamente, visualizo o jovem rapaz numa bicicleta indo em direção ao sul e ao oeste e, quando as visões continuam, eu penso:

Droga! Isso é sobre mim, e não sobre ele. Bicicleta indo em direção ao sul da Ásia, Bali. Que idiota que eu sou! Vou passar vergonha.

Passado algum tempo, o dr. Weiss pede para que a gente abra os olhos e compartilhe com o parceiro o que vimos em nossas mentes. Peço ao Mark para eu falar primeiro, pensando em superar rapidamente minha vergonha, por dizer coisas pertinentes a mim, e não a ele.

– Eu te vi numa bicicleta – eu digo.

– Eu ando de bicicleta o tempo todo – ele diz.

– Você estava indo em direção ao sudoeste, pra bem longe – acrescento. – Sei que você é do Canadá, mas o vi no sudoeste da Ásia.

Ele diz sorrindo, como se estivesse abismado:

– Eu moro no sudeste da Ásia, em Cingapura!

UAU! Que sorte a minha! Não sei como acertei duas coisas! Viva para mim!

Então continuo:

– Mas eu te vi em Bali, e não em Cingapura.

– Eu estive em Bali – ele diz enquanto sorri, surpreso. – Na verdade, comprei essa garrafa lá.

– O quê? Não diga! Sério? – Pirei! Fiquei pasma, e também confusa, além de toda arrepiada. *Como é possível tanta coincidência?*

Continuo dizendo que vi outra cena também, um pote de barro com algumas moedas e papéis dentro, talvez dinheiro. Também havia uma faca grande, longa, num estojo de couro, numa prateleira rústica de madeira.

– Que tipo de faca? – ele pergunta.

– A mesma que vi um homem fazendo numa tribo, nas montanhas no norte da Birmânia.

Ele fica interessado, mas confuso ao mesmo tempo, e conta que tem se planejado para ir a Birmânia. Eu digo brincando:

– Talvez você veja a faca por lá.

Agora é a vez de ele me dizer o que viu. Ele diz, hesitando:

– Bom, tudo o que eu vi foi um gato. Só um gato e nada mais.

– O quê? Um gato? Qual era a desse gato? – pergunto freneticamente, com friozinho na barriga, enquanto penso: *Isso é estranho demais! Como é possível?*

– Ele estava simplesmente ali, caminhando. Não havia mais nada na cena. Ele parecia feliz. É isso! Um gato feliz.

Agora estou mais intrigada ainda, lembrando-me da cena com um gato que vi em Houston, e imediatamente pergunto:

– Qual era a cor do gato?

Ele fecha seus olhos, como se procurasse pela resposta, e diz:

– Amarela.

Imediatamente, fico aliviada por não ser o mesmo gato de cor cinza que eu vi, mas, ainda de olhos fechados, ele diz de repente:

– Não, espera. Não era amarela. Na verdade, era um gato cinza.

Eu solto um "Ai, meu Deus!". Minha mente começa a girar, viajando de volta a Houston, minha visão maluca durante a tentativa de regressão, e o gato da Kim. Estou perplexa, assustada e tremendo. *Como isso é possível? Como?*

– Você viu mais alguma coisa? – pergunto.

– Depois do gato, só vi uma cena de uma família comendo em volta de uma mesa. Todo mundo estava feliz. Foi tudo.

Meu coração bate forte. Estou incrédula. Quero uma explicação sobre como isso é possível. *Como pode esse estranho ter visto o que vi dias atrás? Como?*

Quando o dr. Weiss anuncia que é hora do intervalo, levanto-me de forma impulsiva, me viro e dou de cara com ele no palco. Eu solto:

– Você quer ouvir sobre meus gatos?

Fala sério, que pergunta sem nexo é essa? Para o dr. Weiss? Entre tantas pessoas? O famoso dr. Weiss, que já havia pedido para não ser abordado durante os intervalos?

– Sim – ele diz. – Depois que eu voltar do banheiro.

Não acredito no que acabei de perguntar, e menos ainda que ele concordou em me ouvir.

Minha mente parece estar como no meio de um nevoeiro. Ansiosa enquanto espero, sigo em direção a duas moças, que antes haviam compartilhado que elas têm vários números 23 entre elas. Digo a elas que também tenho uma verdadeira coleção de 23, onze deles, na verdade (explicado mais adiante).

Ao me virar para voltar ao meu lugar, o dr. Weiss está subindo ao palco. Ando em direção a ele e pergunto:

– Posso te contar sobre os meus gatos agora?

– Sim – ele diz, sorrindo.

– Há cerca de três meses, fui diagnosticada com câncer. Três semanas atrás, estive em Houston para uma segunda opinião, e ouvi a sua regressão no YouTube pela primeira vez. Vi-me sentada e pressenti um gato cinza do meu lado direito. Daí, repentinamente, senti como se tivesse saído do meu corpo, bruscamente, e pairava no ar. Senti meu coração acelerar e foi muito assustador. No dia seguinte, recebi notícias um pouco piores sobre o câncer, mas minha amiga disse que eu "seria como o gato de uma amiga nossa". O tal gato teve câncer, igual ao meu, mas ainda está vivo, e livre do câncer. E agora, durante o exercício de telemetria, o rapaz disse que tudo o que ele viu foi um gato. Um gato cinza! Isso não é estranho? Louco? Apavorante? Como se explica isso?

Ao invés de responder às minhas perguntas, o dr. Weiss questiona:
– Como você se saiu no exercício de telemetria?
– Foi muito estranho. Nem sei como, mas adivinhei tudo. – Daí pergunto a ele: – Quer se sentar?

Mas que cara de pau que eu sou, não? Pedir para o dr. Weiss se sentar! Mas ele simplesmente diz sim e se senta em sua cadeira. Eu abaixo-me à frente dele.

Ele olha nos meus olhos com dois dedos apontando para eles e diz:
– Você pode ir bem fundo. – Um novo vocabulário para mim. – Eu consigo ver isso. Seus olhos viram muito para trás. – Eu não sabia que estava virando meus olhos. Agora a pancada: – Você pode se curar. Vá ver o João de Deus.

O QUÊ? Fiquei sem chão; incrédula. Senti uma lágrima escorrer pela minha face esquerda, enquanto olhava para o chão.

Finalmente, olhei para o dr. Weiss, dizendo:
– Não! Você não entende. Eu estava fazendo uma pesquisa no Google sobre João de Deus, quando encontrei você na tela do computador. Estou pensando em ir ao seu workshop no fim do mês.
– NÃO – ele disse categoricamente. – Você já realizou o seu trabalho aqui. Vá ver o João de Deus no Brasil.

Soltei:
– Eu sou do Brasil!

Ele diz:
– Melhor ainda.

Com a mente ainda girando, continuo, agora com a voz e os lábios trêmulos.
– Não vim aqui por causa do câncer em si. Eu disse à minha família que viria para aprender a ver a morte de uma maneira diferente e a relaxar e meditar mais a fundo. Mas, no fundo, o que eu gostaria mesmo era de entender por que ocorrem tantas coincidên-

cias ao meu redor e comigo. Quero dizer, as crianças que encontro para ajudar a serem curadas em partes remotas do mundo, os meus sonhos premonitórios com mortes de pessoas conhecidas, e mais.

Sinto todo o meu corpo tremendo enquanto falo.

Não me lembro exatamente das palavras do dr. Weiss desse ponto em diante, mas ele disse algo sobre eu ter a capacidade de "sincronizar" e "canalizar", e que devo aceitar isso. Essas palavras e conceitos são totalmente novos para mim.

Continuei insistindo numa explicação sobre como o Mark tinha visto o gato cinza, sozinho, como eu também vi. Uma coisa da qual tenho absoluta segurança é de que o dr. Weiss disse com muita firmeza:

– Não existem coincidências. Esqueça os gatos. Vá ver o João de Deus.

O dr. Weiss não sugeriu que eu fosse, ele basicamente me *mandou ver o médium João de Deus*. Eu lhe agradeci. Isto é, pelo menos acho que lhe agradeci. Estava tão pasma com tudo. Voltei para meu assento, ainda tremendo e incrédula. Não sei por quanto tempo nós conversamos, mas pareceu bastante tempo. Foi tudo muito surreal. *Isso em si seria um milagre acontecendo?*

Quando voltou a se dirigir à plateia, o dr. Weiss falou sobre a habilidade de certas pessoas virarem os olhos bem para trás, que está associada com a capacidade de "ir fundo" e hipnotizar facilmente. Ele também mencionou a capacidade que alguns têm de se conectarem com outros de forma incompreensível ou de prever acontecimentos, e que estas pessoas não deveriam ter medo, deveriam desligar o lado esquerdo do cérebro, a parte da mente que tenta justificar tudo com fatos concretos.

– Ele está falando de você, não é? – perguntou a mulher ao meu lado.

Com um olhar vago, impotente, eu fiz sinal com a cabeça e disse baixinho:

– Acho que sim.

A etapa seguinte da manhã envolveu uma regressão, ou exercício, de cura. Acomodei-me confortavelmente, deitando no chão.

Concentrei-me no diagnóstico do câncer de dois meses atrás. Já tinha meditado nele antes, visualizando a massa avermelhada. Fez sentido, pois fui estudante de medicina anos atrás, e podia visualizar facilmente qual seria a aparência de um fibroma. Mas agora, durante essa regressão, de repente, minha visão mudou. A massa era preta e, dentro dela, havia um embrião, também negro. A imagem inteira era preta. Surpreendentemente, o quadro sombrio não me assustou. Contudo, quando voltei da regressão, não consegui me livrar da sensação de que, de certa forma, esta regressão tinha conexão com a primeira da noite anterior, a de antes do meu nascimento.

Levantei minha mão para dividir a experiência com o grupo, mas não fui escolhida. Não acho que era o filho que perdi no útero. Continuo sem saber o que isso poderia significar.

O dr. Weiss escolheu três pessoas para compartilharem suas regressões, incluindo uma mulher sentada bem no fundo do auditório. Não dava para enxergá-la, e tudo o que eu conseguia ouvir era ela repetindo diversas vezes: "o dragão". Este é o apelido do meu tipo de sarcoma. O slogan da Fundação LMS é "juntos, podemos destruir o dragão".

Quando a sessão terminou e as pessoas estavam saindo, fui em direção ao fundo do auditório, esquecendo a ideia de falar com o Mark e trocar contato com ele.

– Com licença – perguntei a uma mulher. – Você sabe quem estava falando sobre o dragão?

Ela apontou para uma fileira de assentos vazios.

– Ah, era uma mulher que estava sentada ali. Mas ela já se foi.

Agradeci e me virei para sair.

– É você que está procurando pela mulher com o dragão? – perguntou uma mulher me parando, vindo de fora do auditório.

Eu respondi:

– Sim.

– Fui eu. Não tenho muito tempo, apenas alguns minutos. O que você quer saber?

Bom, terminamos conversando por quase uma hora. Ela disse que eu não deveria querer destruir o dragão.

– Você precisa amá-lo. Também precisa aprender a se amar.

Ela foi direta, dura, mas, ao mesmo tempo, amável. *Amar meu diagnóstico? O dragão? Como? Para quê?*

Ela me confortou, e eu retirei meu colar com uma figa, um amuleto de sorte brasileiro, e o botei em suas mãos.

– Não, querida, não me dê. Isso lhe pertence. Posso fazer uma oração para você com ela?

Depois de rezar, ela abriu os olhos e me entregou a figa de volta. Também disse algo sobre não ter sido acidental o fato de eu ter acabado no palco, conversando em particular com o dr. Weiss, enquanto ajoelhada em frente a ele. (Nem me dei conta de que estava ajoelhada!). Terminou dizendo que raríssimas pessoas têm esse privilégio, e que o fato era um milagre em si.

Pretendia almoçar sozinha, mas, mais uma vez, outras pessoas pediram pra dividir minha mesa. Não puxei conversa. Continuava assustada, ou melhor, perplexa, com os acontecimentos intensos da manhã, mas, ao mesmo tempo, me sentia contente com as experiências vividas. Difícil explicar.

Andando de volta ao auditório, passei por um caminho lindo, com canteiros de lírios amarelos dos dois lados, e pedi a uma mocinha voluntária que tirasse uma foto minha andando.

– Só de costas, por favor – eu disse a ela.

Mais tarde, quando olhei as fotos, ela também havia batido uma foto minha de frente, andando. Eu parecia despreocupada, até sorria! Adoro essa foto! Me traz de volta toda a intensidade das primeiras oito horas no Instituto Omega, mas de forma leve e alegre.

A sessão da tarde começou e, desta vez, a regressão era a uma vida passada. Pensei novamente: *Aqui vou eu. Seja o que for... sonho, imaginação, realidade... o que for... sem julgar, sem tentar entender, assim como o dr. Weiss nos lembrou.* Ele repetiu diversas vezes:

– Tente não julgar, criticar. Deixe rolar.

De olhos fechados, ouço suas instruções para visualizar portas, cada uma de épocas diferentes, marcadas com os anos 1800, 1500, 1300, 500... Temos que escolher uma delas.

Ah, qual é?, penso. *Vai mais longe, mais longe, mais longe no tempo,* eu dizia para o dr. Weiss em pensamento.

Começo a ficar frustrada e a temer que ele não vá me dar a *porta específica*, com *"o" ano* que eu precinta sinto que devo entrar.

– Essa última porta vocês podem abrir para ir mais além no tempo – ele diz, finalmente.

UFA! Que alívio. Senti que devia entrar nesta porta (imaginária).

Imediatamente, abro a porta e olho para meus pés. Estou descalça. Pés pequenos de mulher, sujos, muito sujos. Então percebo que sou uma mulher baixinha, de cabelos desfeitos e muito ressecados, queimados pelo sol e empoeirados. Minha pele é bem morena, e meu corpo está coberto por peles de animais, como uma túnica.

Somos guiados a ir a uma cena desta vida passada. Vejo-me numa caverna, segurando um bebê: meu bebê. Estou escondida, escutando a conversa de três homens na minha frente. Eles estão decidindo qual será o destino do meu filho, que tem deformações. Ninguém sabe quem é o pai dele. Sinto que era um hábito da tribo, que as mulheres dormiam com muitos homens, como eles desejassem. Meu bebê deformado é considerado uma maldição, ou algo assim. Os homens estão decidindo como se livrar dele. O mais jovem parece discordar dos outros dois. Ele vira-se e vê que estou ouvindo a conversa, mas não avisa aos outros.

Somos guiados a outra cena naquela vida. Vejo-me correndo rapidamente, segurando firme meu bebê contra o peito, com o vento soprando nas minhas costas. Meu cabelo sujo e despenteado sopra nos dois lados do meu rosto enquanto corro sobre um terreno árido por muito, muito tempo.

Então o tempo passa outra vez. Estou perto de uma cachoeira.

Permaneço lá por um tempo, talvez por anos; não sei. Dou banho em meu filho. Eu o esfrego.

O tempo avança novamente, uns quinze anos depois. Estou perto de uma fogueira. É noite. Há um grupo de pessoas de outra tribo. Estou sorrindo, conversando. Feliz. Olho através da fogueira no chão e vejo meu filho, provavelmente com uns 15 anos de idade agora. Ele também está feliz. Percebo que nunca tive outro homem, contente por ser mãe e por estar com um grupo de pessoas que nos aceita. Agora nós fazemos parte da família deles, da tribo deles.

Quando o dr. Weiss nos *trouxe de volta* da regressão, abri os olhos e, instantaneamente, pensei no Komang, o menino balinês com uma doença de pele extremamente rara. Eu o encontrei há um ano, morando numa casinha com os pais, no topo de um monte ao norte de Bali. Com 3 anos e meio de idade, ele nunca havia recebido tratamento médico, nem mesmo diagnóstico. Vivia com toda a pele a coçar, cortada como em escamas, sentindo dor. Aparentava ainda ser um bebê em tamanho, com deformidades em todo o corpo: na face, nas mãos e nos pés. Seus ouvidos praticamente tapados, os dedos fundidos, sem poder abrir as mãos ou andar. De repente, tive a impressão de que, no tempo das cavernas, ele era meu filho. Estranho, eu sei. *Minha imaginação foi à loucura? Quem sabe?* Tudo que sei é que me senti em paz por ter ido a Bali, levado o diagnóstico e tratamento para Komang.

Naquela noite, durante o jantar, me vi dizendo a três participantes que me chamaram para compartilhar a mesa:

– Vocês querem conhecer o meu filho?

Mostrei as fotos tiradas há treze meses, quando escalei o morro em Bali, até o topo, para chegar na casinha do Komang. Conto a elas que agora ele já está andando, bem mais saudável e sem tanto sofrimento, após o início do tratamento que ele tanto precisava. Daí pensei também no meu filho de 17 anos, dessa vida atual. *Por quê?* Não tenho a menor ideia, e não importa. Devagarzinho, estou começando a aceitar não ter que saber explicar tudo. *Humm!*

[14 de julho de 2013] : *guiada para ir além do tempo e volta para casa*

É meu último dia com o dr. Weiss. Mais uma regressão à vida passada. Passo pela porta e olho para meus pés. Eu era um homem, um homem alto, de porte grande. Meus pés estão empoeirados e estou usando sandálias. De couro, não fabricadas; feitas à mão e rústicas. Minhas roupas também são rústicas. Carrego uma arma e estou sozinho.

Vejo as colinas com matas verdes à minha frente, como as no mundo ocidental; Europa, creio. Estou indo para casa. Já estou andando há bastante tempo, e ainda tenho uma caminhada longa à minha frente. Vejo uma casinha rústica lá para cima, bem adiante, quase na borda de uma suave colina. Vejo fumaça subindo aos céus. *Minha mulher está cozinhando*, penso. Abro a porta. As crianças – três, eu acho, dois meninos e uma menina. Eles me abraçam com felicidade. Têm idade entre 3 e 7 anos, ou algo assim. Eu me levanto e olho para minha mulher, que sorri. O cabelo dela está preso num coque, puxado para trás, cobrindo suas orelhas. Não nos abraçamos. Apenas sorrimos um para o outro. Havia amor, serenidade, tudo o que eu precisava.

De certa forma, sinto que também sou ela! Sinto que sou ela agora, mas ao mesmo tempo sinto que sou ele, principalmente antes de entrar na casa. Estranho, não é?

O dr. Weiss nos disse para ir mais longe, até o fim daquela vida. Estou deitada numa cama pequena. Sou ela, a mãe e esposa. Estou em paz, apesar da febre alta. Estou deitada reta, com as mãos cruzadas na altura do peito. As crianças estão só um pouco mais velhas: jovens adolescentes. Meu marido também está lá. Estou em paz e os aconselho a ficarem em paz também. Lágrimas suaves rolam vagarosamente pelo nosso rosto. Eu morro.

Bizarro? Surreal? Sim, absolutamente! Embora seja tudo muito mágico ao mesmo tempo...

Dr. Weiss anuncia que vamos visitar uma vida futura. Ele nos coloca mentalmente numa espécie de elevador. Ele nos dá instruções, lentamente, mas quero ir rápido. Mal posso esperar até sair do elevador. Bem, quando saio, me vejo no espaço, como uma energia azul. Sem braços, pernas, rosto ou corpo. Sinto-me como uma forma alongada, estreita, de cor azul-royal e com outros tons de azul-claro. A energia circula lentamente. Eu sou essa energia, flutuando no espaço. Não consigo ver mais nada. Tudo o que sei é que estou longe do nosso mundo terreno. Sinto-me em paz, assim como a energia circulando suavemente dentro do meu "corpo".

Deixo o Instituto Omega cheia de alegria. Feliz! Dirijo até Nova York em paz. Durante o voo para Orlando, coloco meus fones de ouvido e, depois de um tempinho, me dou conta de que estou cantando em voz alta. Sorrio e, discretamente, tiro os fones do ouvido. Após aterrissar, tenho vontade de saltitar, e não de andar. Estou leve como uma criança feliz, uma borboleta. Dirijo para casa em Gainesville bem contente. Valeu a pena!

Chego às 22 horas e meu filho me avisa que meu oncologista de Houston ligou e deixou vários recados. Não me deixei preocupar e fui dormir. No dia seguinte, ouvi a mensagem, que diz que os patologistas encontraram uma lesão na minha mama esquerda na tomografia computadorizada, e que eles recomendam mamografia e ultrassom da mama o mais rápido possível. Fico confusa, mas não preocupada. Dois dias depois, faço o ultrassom e repito a mamografia. Fico numa sala pequena aguardando os resultados por um longo tempo. Uma enfermeira entra e me avisa que a mamografia precisa ser repetida. Agora fico um pouco apreensiva. Depois da mamografia, a médica entra e diz que era apenas um cisto benigno, e diz que a última imagem mostrou que estava até menor.

E então eu tive o primeiro alarme falso e estresse desnecessário da minha jornada.

> *"Eu acho que você viaja para buscar algo e volta para casa para se encontrar."*
>
> Chimamanda N Adichie

PROCURANDO E ENCONTRANDO JOÃO DE DEUS

No dia seguinte, fui jantar fora com meu filho Yannick. Arrisquei contar sobre as regressões e o conselho do dr. Weiss para que eu fosse encontrar o médium João de Deus. Sem hesitar, ele me surpreende:

– *Mom*. O que você está esperando? Vá.

– Vou esperar para conversar com seu pai quando ele retornar da viagem.

– Você não precisa de autorização do *Dad*. Compre a passagem e vá.

Uau! Por essa eu não esperava. Fiquei mais animada e questionando menos. Mas ainda não fiz planos definitivos. Minha cabeça analítica e ainda cética precisa de mais algumas informações. Além disso, tinha que me programar para desmarcar consultas de meus pacientes, conseguir alguém que possa transportar o Yannick para a escola, cuidar da casa e cozinha. (Nos Estados Unidos, os donos de casa fazem tudo, sem ajuda.).

Finalmente, começo a pesquisar por "João de Deus", e fico cada vez mais surpresa por nunca ter ouvido falar nele antes. Ele apareceu na televisão americana várias vezes nos últimos anos, nos melhores programas: Primetime, CNN, Dr. Oz e Oprah, e mais de uma vez. *Por onde andei todos esses anos?*

Envio um torpedo para Tânia, uma brasileira que mora na Califórnia e que leva grupos para ver o médium João de Deus em Goiás. Minha comadre Teresa, que vive na Califórnia, tinha me falado dela e enviado o número do seu telefone. Deixo uma mensagem dizendo que preciso me informar um pouco mais antes de considerar viajar para o Brasil.

Ela me liga de volta e conto brevemente minha história, começando com o diagnóstico, a experiência com o gato cinza em Houston, o exercício de telemetria com o rapaz vendo somente o gato cinza, e o dr. Weiss me dizendo: "Você pode ir fundo, você pode se curar. Vá ver João de Deus".

Ela me diz que ficou arrepiada e que eu deveria ir logo para Abadiânia.

Eu a interrompia, dizendo que precisava de mais informações específicas sobre o que acontece quando se vai ao João de Deus.

Daí ela me conta um pouco sobre sua história. Sofreu um acidente automobilístico, fraturando as vértebras T9, 10 e 11, fez cirurgia médica com implante de seis parafusos e o prognóstico recebido foi de 2% de chance de voltar a andar. Dr. Bezerra fez cirurgia espiritual antes da médica, disse que ela andaria em cinco dias e que não aceitasse o que o médico falou sobre cadeira de rodas. Em cinco dias, ela saiu andando do hospital. Porém, dois meses depois, sofreu uma queda que entortou os parafusos na coluna, impossibilitando-a de andar normalmente. O custo da cirurgia era proibitivo financeiramente, então Tânia ficou dois meses na cama. Foi aí quando o médium João apareceu em um sonho dizendo para ir a ele e que seria curada em dois meses. Ela pesquisou e achou o médium curador, que também disse que ela seria preparada como médium e serviria em terras longuínquas. Em dois meses, os parafusos de platina retornaram ao normal e sua vida também. Ela serviu como voluntária da Casa e as Entidades disseram que ela se casaria com um americano. Em 2005, Tânia conheceu um empresário americano na Casa, mudou-se para os EUA em 2006 e casaram-se em

2008. Eles vivem na California, onde fundaram o Brazilian Spiritual Healing Group como missão do casal. Ela está completamente recuperada, como comprovam muitos raios X, e leva uma vida normal.

Tânia compartilhou que é um de seus sonhos conhecer o dr. Brian Weiss e reafirmou que devo ir o quanto antes para Abadiânia, adicionando que devo levar um diário, pois irei escrever. Falei que não costumo escrever diário, e ela disse para que eu levasse, que lá não é tão fácil achar caderninho para diário como aqui nos Estados Unidos, e que vou ajudar muita gente.

Sem dar importância a este detalhe, voltei a perguntar sobre a possível estadia em Abadiânia.

– Vou para ficar uma ou duas semanas, no máximo? – perguntei.

– Compre uma passagem sem data de volta marcada – ela responde.

Respondi que esperaria até a próxima tomografia computadorizada em uma semana, antes de me planejar, mas que não poderia passar de duas semanas.

Ela, então, diz:

– Estou dizendo o que vejo. Você deve ficar por lá por, no mínimo, um mês, mas, no fim das contas, quem decide mesmo são as Entidades.

Hum! Quem? Entidades de novo? O que é isso?

Não ousei perguntar e terminei a ligação falando que tenho que pensar sobre tudo isso.

[21 de julho de 2013] – *Recebendo ainda mais incentivos inesperados para ir ao médium João de Deus*

Vou ao Centro de Meditação Tibetano que frequento aos domingos, e sinto que preciso contar a história recente ao Lama Losang/David Bole.

Praticando coragem mais uma vez, ouso perguntar a ele:

– Posso te contar a história dos meus gatos?

Ele sorri e diz:

– Claro.

Primeiro, conversamos sobre aquele dia ser auspicioso no calendário tibetano, e que haverá uma pequena cerimônia. Sou também comunicada que é o aniversário do Lama Losang. Penso: *Hum! Há coisas a serem celebradas, e eu aqui interrompendo.* Mas, assim mesmo, prossigo.

– Você sabe quem é dr. Brian Weiss? – deixo escapar.

– Claro! – ele responde, para minha surpresa.

– Você sabe quem é João de Deus? – ouso perguntar.

– Claro! – ele responde, para minha grande surpresa.

Eu descrevo o que aconteceu nas últimas três semanas.

Ele me surpreende, interrompendo-me com a pergunta:

– Então, quando é que você vai?

– Você acha que eu devo ir?

– Claro!

– Bom, tenho tomografia amanhã, e o resultado sai em três dias. Vou aguardar e, se os resultados forem bons, faço os preparativos.

– Por quê? Você deveria ir de qualquer forma, mesmo se, ou principalmente, se os resultados forem preocupantes. Não existem coincidências. Estava tudo encaminhado para você. Eu iria. Vá e me conte tudo quando voltar.

Nossa! Que baita surpresa! Por essa eu realmente não esperava. Assim, fui embora para casa procurar passagem para o Brasil.

"Serendipidade, a arte de fazer descobertas felizes."
Autor desconhecido

NENHUM SINAL DO DRAGÃO E MINHA COLEÇÃO DE NÚMEROS 23

Lidei muito bem com a tomografia (CT) – desta vez, sem desmaios. No dia 23 de julho, recebi um e-mail do meu oncologista, um dia antes da minha consulta.

– Tudo bem. Sem sinal de câncer.

Viva! Viva! Que alívio! Sinto felicidade, alegria e êxtase. Agora eu posso "ir". Comprei minha passagem e, sete dias depois, chego em Abadiânia, no Brasil.

Então, aqui, vou apresentar minha interessante "coleção de números 23":

Nascimentos na família
(partos normais, e duas cesárias marcadas pelos médicos):
23 de janeiro 2016
Data de nascimento dos sobrinhos-netos Matias e João

23 de julho 1992
Data de nascimento dos meus
sobrinhos Paulo e Gabriel

Minha jornada com o Dragão Roxo

23 de agosto 2012
Data de nascimento do Ziggy

23 de agosto 1981
Data de nascimento de sobrinho Carlos Antônio

23 de setembro 1990
Data de nascimento da minha filha Amanda

23 de outubro 1995
Data de nascimento do meu filho Yannick

23 de novembro 1958
Data de nascimento da minha irmã Monica e
Helen Flavel, australiana que cooperou no meu projeto em Bali

Outros acontecimentos relevantes:
23 de janeiro 2016
Recebo a tradução deste livro

23 de janeiro 2016
Dia marcado para cirurgia pulmonar

23 de janeiro 2014
Notícias das metástases do LMS

23 de fevereiro 2011
Maya, a órfã nepalês, chega aos EUA como cidadã

23 de abril 2013
Diagnóstico do LMS

23 de julho 2013
Tomografia mostra que não há metástase

23 de agosto 2013
Partida de Abadiânia

23 de setembro 2013
Descubro desenho do gato na caixinha com
as cinzas do meu filho Bruno

23 de novembro 2013
Moosewood Café torna-se um santuário especial para mim

No Instituto Omega, conheci duas mulheres com uma lista de números 23 também. Tornamo-nos amigas. Sadhguru, um de meus mestres espirituais, tornou-se *iluminado* em 23 de setembro.

Assim que chego à Casa Dom Ignácio, um grupo está se reunindo para entoar canções de um livro com 55 páginas. A primeira música que foi anunciada estava na página 23: "Aleluia".

Não estou sugerindo que exista algum significado específico para todos esses números 23. Só acho definitivamente interessante, e talvez um pouco estranho, então decidi compartilhar. Deixo a análise, se é que ela existe, para quem entende de numerologia, mas ressalto que, recentemente, tomei conhecimento de que, às vezes, *sinais* aparecem repetitivamente para chamar nossa atenção. Assim acreditava dr. Wayne Dyer.

[29 de julho de 2013] - *Apresentação ao Espiritismo*

Nascida e criada no Brasil, tinha conhecimento da existência da doutrina espírita. Tudo o que sabia era que o Espiritismo crê na sobrevivência do espírito humano/alma após a morte e na reencarnação. Geralmente, também inclui a prática da tentativa de fazer contato com os espíritos de pessoas já falecidas. Pelo menos no Brasil, isso é feito em *Centros Espíritas* por médiuns. Uma pessoa que é adepta ao Espiritismo é chamada de *espírita*. O francês Allan Kardec, que escreveu diversos livros sobre mediunidade e contato com os mortos, incluindo *O Livro dos Espíritos*, foi quem iniciou a difusão do Espiritismo no Brasil, através de seus livros. Pronto! Descrevi tudo que sabia sobre Espiritismo.

Em minha breve pesquisa, adicionei o conhecimento de que há diferentes tipos de médiuns: por exemplo, há os que têm contato com o espírito daqueles que morreram. João de Deus, ou médium João, como prefere ser chamado, é considerado um médium que incorpora. Ele diz ser *incorporado* pelos espíritos de diversos médicos falecidos e, sob este estado, ele age como um médico com capacidade para tratar, curar ou melhorar a saúde de pessoas que o procuram. Ele trabalha com isso há cinquenta e nove anos e nunca cobra pelo serviço prestado, e sempre repete que ele não cura ninguém, que é apenas um instrumento de Deus. Há duas décadas que ele trata milhares de pessoas do mundo todo na Casa Dom Ignácio de Loyola, três dias por semana. Gostei de saber que as portas estão sempre abertas a todos, e que o médium João não cobra nada pelo serviço.

E é com esse conhecimento mínimo que me encontro aqui neste avião, escrevendo num caderninho que trouxe por insistência da Tânia Stewart. Ela insistiu que eu iria escrever um diário em Abadiânia, e que isso iria ajudar outras pessoas. Duvidando que manteria um diário, peguei um caderninho que já tinha, e... aqui estou eu, rabiscando nele. (*Que eventualmente veio a transformar-se neste livro!*)

"Uma vez que a alma desperta, a busca começa e você não pode mais voltar atrás."

John O'Donohue

NO BRASIL, PARA CONHECER O MÉDIUM JOÃO DE DEUS

[30 de julho de 2013] – *Chegada em Abadiânia e mais gatos aparecem*

O motorista de táxi me pega no hotel em Brasília, e eu peço a ele que pare na Catedral antes de irmos para Abadiânia. Admirei as cores dos vitrais no teto e nas paredes; minhas cores: azul e verde-claro. Os anjos pendurados no teto/céu são divinos. Faço uma oração e saio.

Chegando na pensão Dom Ingrid, o motorista, Amos, fala com uma jovem na recepção e me leva para meu quarto. Ele deixa minha mala azul na porta do quarto 52. Eu o pago, fecho a porta atrás de mim e me viro. Na parede, acima da minha cama, tem um quadrinho colorido.

– *Nããããooo! Não acredito! Gatos!* – Pega de surpresa, digo em voz bem alta e assustada.

Há sete deles neste quadro cafona. Eu me viro e deixo o quarto imediatamente, indo procurar as senhoras que fazem a limpeza.

– Oi. Só por curiosidade, a maioria dos quartos têm fotos ou quadros de animais nas paredes? – pergunto à moça que está carregando os produtos de limpeza.

— Não tem nenhuma foto ou quadro nos quartos, eu acho — a mulher fala, parecendo confusa.
— Tá certo, obrigada — digo, me retirando.
Volto para o quarto, agora perplexa.
Ainda não satisfeita, durante o almoço, pergunto à recepcionista:
— Você sabe quem escolheu meu quarto?
— Como assim? — ela pergunta.
— Sabe, eu estava curiosa para saber se todos os quartos têm fotos ou quadros de bichinhos nas paredes.
Ela franze a testa:
— Eu não sei o que você quer dizer.
Percebo que está na hora de deixar esta história de gatos para lá, mas não resisto e imagino se o Ricardo, o guia com quem troquei dois e-mails sobre a minha reserva, não saberia algo sobre *os gatos*, embora eu não tenha mencionado nada.
Quatro dias depois, perguntei se ele havia escolhido o meu quarto.
— Não, eles são ocupados de acordo com o *check-in*. Por quê?
Foi quando finalmente decidi aceitar e deixar para lá essa *investigação* e disse:
— Eu te conto depois, outro dia. Talvez seja só uma coincidência.
— Não existem coincidências — ele diz.
Eu sorrio e sigo andando.

De volta ao primeiro dia: depois do almoço, vou andando até a Casa de Dom Ignácio e dou umas voltas pelo local. Os bancos de madeira debaixo das mangueiras são convidativos. Eu me sento num e contemplo a vasta paisagem semiárida de montanhas e vales. Os pássaros cantam, e fico maravilhada e serena. O céu está todo azul, sem nenhuma nuvem. O clima está fresco, agradável, e me dou conta de que aqui estou, num centro espírita do qual não sei nada, numa cidadezinha em Goiás da qual nunca tinha ouvido falar há poucos dias. Sinto-me presente, mas ainda sem saber o porquê, e ao mesmo tempo um pouco confusa com a série de acontecimentos das últimas semanas, que me trouxeram a este lugar, este momento, aqui escrevendo neste jardim. Relembro a mim mesma: *Deixe rolar.*

Eu me viro e vejo que um grupo de pessoas está começando a se reunir em torno de algumas mesas do outro lado do jardim. Aproximo-me, sento-me e vejo que eles estão prestes a começar a cantar. Uma mulher com cabelos longos escuros e os mais lindos olhos azuis, segurando um violão, anuncia que qualquer pessoa pode escolher músicas das páginas dos livros que estão sendo distribuídos. Escuto uma pessoa dizer em voz alta: "Número 23."

Ah, 23!" Humm! Tinha que ser, né?

Todos começam a cantar "Aleluia". Eu sorrio e os acompanho cantando.

Após um delicioso jantar estilo *buffet* na pousada, junto-me a um grupo de pessoas na Casa para uma oração em conjunto, um *terço*. Acho que não participo de um desde adolescente.

Já me retirando, reconheço um homem que eu tinha reparado com a filha adolescente e o filho menor nesta tarde, pois estavam sentados junto a mim durante o canto. Faço um elogio:

– Que linda família você tem!

Ele me conta que é médico, e que está aqui pela sexta vez em catorze meses, sempre vindo trazer o filho para tratamento espiritual. Sua esposa, que também é médica, não veio desta vez. Ela está no Canadá, onde residem. De acordo com o moço, o progresso do filho tem sido notável. Agora ele fala e é bem mais calmo. Depois da primeira visita aqui, a melhora já era surpreendente. Ele disse que contou aos professores do filho, no Canadá, que eles tinham ido para a Rússia, mas, na verdade, estavam aqui.

– O que trouxe você aqui? – ele me pergunta.

Eu levanto os ombros.

– Não sei exatamente. Acho que foi uma série de coincidências. Comprei minha passagem há apenas cinco dias atrás, e aqui estou.

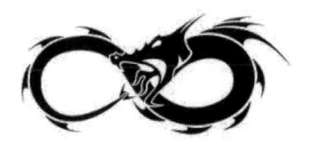

"*Quando você chega ao fim de toda luz que conhece, e está para dar um passo na direção das trevas do desconhecido, fé é saber que uma de duas coisas acontecerá: ou haverá onde pisar, ou você será ensinado a voar.*"

Patrick Overton

APRESENTADA À CASA E A JOÃO DE DEUS

No primeiro dia na Casa com João de Deus, encontro-me vestida toda de branco, assim como todos os outros. São 7h30 e estou andando até a Casa com duas pessoas, uma da Califórnia, onde vivi durante treze anos, e a outra de Houston, onde estive há exatamente um mês. Há tantas pessoas também de branco a caminho da Casa, e ainda mais pessoas já se encontram lá na área. De uma a duas mil pessoas, todas as quartas, quintas e sextas-feiras, mesmo nos feriados, entram pelos portões abertos, sem pagar nada. Impressionante!

Segui para minha sessão de vinte minutos numa "cama de cristal", mesmo sem saber exatamente do que se tratava e para que servia. Como me recomendaram ontem, meu primeiro dia aqui, decidi arriscar. Levaram-me para um quartinho com uma cama pequena. Acima da cama, havia cristais coloridos com luzes, saindo de uma peça com "braços" direcionados a partes específicas do meu corpo. Simplesmente me deitei e relaxei. (*Tempos depois, descobri que as cores dos cristais e as posições correspondem aos chacras do corpo. Mas, a essa altura, eu nem sabia o que eram chacras!*). Minha mente estava preocupada, temendo ficar atrasada para o encontro com o Ricardo, o guia. Se eu não o encontrasse, não saberia o que fazer ou aonde ir. Portanto, nada de especial acontece na tal cama.

Depois da sessão, fiquei do lado de fora do grande salão por um longo tempo. Ricardo estava atrasado – como é do costume brasileiro. Muitas pessoas chegam, todas vestidas de branco. Uma verdadeira multidão. Uma mulher me pergunta se estou na fila para tradução (de outras línguas para o português). Quando respondo que não, vejo uma cara enorme de um gato cinza pintado na bolsa dela.

Outro gato? Sério? Sorrio.

Pergunto a algumas pessoas se elas conhecem o Ricardo. Uma é de Houston, onde estive há um mês e tive a primeira visão do gato, e a outra é de Nova York, onde estive há duas semanas, e o motivo de eu estar aqui. *Mais coincidências?* Continuo ficando arrepiada a toda hora.

Ricardo finalmente aparece e diz:

– Estarei do lado de dentro, ao lado do médium João, e você acene com a cabeça quando chegar perto, na fila. Certo?

Mas tenho alguns pedidos. Gostaria que Ricardo falasse por mim, já que não sei o que dizer, e primeiro quero pedir pelo meu grande amigo Chester que está começando quimioterapia nesse mesmo dia, para um tumor desconhecido e inoperável.

– Você fala português, então fale você.

Insisti que não sabia o que dizer, e nem mesmo sabia o porquê de estar aqui. Finalmente ele cedeu e concordou em falar por mim. Sobre o segundo pedido, ele disse:

– Não é comum que as pessoas peçam por outros no primeiro dia, mas, já que é uma emergência, e você é insistente, podemos pedir. Só me dê as fotos dele.

Ricardo entra e eu me sento na sala lotada. Disseram que é um dia muito favorável, o dia em que é celebrado o nascimento do Santo Ignácio de Loyola, e uma semana depois do aniversário de João de

Deus. Me pego fazendo uma oração em português, o Pai Nosso. Não fazia essa oração há muito tempo.

De repente, aparece João de Deus, de forma inesperada, no palco. Ele apenas sorri. Depois acho que ele falou algumas palavras de agradecimento, uma fila de pessoas passaram por uma porta, que agora sei, leva às duas salas de meditação (corrente).

Outras filas são formadas. Uma para pessoas que passarão por cirurgias (espirituais), que são guiadas para dentro de uma sala de "operação"; e outra para pessoas que querem cirurgias visíveis, que são chamadas para passar pelos "procedimentos"/cirurgias físicas feitas no palco.

Começo a me sentir como quem vai desmaiar. Com meu histórico de desmaios, decido pedir a uma mulher se posso me sentar no último banco do salão, atrás dela. Todos devem ficar de pé, com exceção daqueles que não podem. Sei que tenho que me sentar, ou vou cair. Alguém me pergunta se estou bem.

– Eu estou, mas sei que preciso ficar sentada.

Outra mulher que estava no grupo de fora entra e fica no banco ao meu lado.

– Fique de pé no banco para você poder ver – diz ela para mim.

Eu olho para cima, e é a mulher com a bolsa com a cara do gato!

– Não sei se deveria – digo.

Ela insiste, então fico de pé no banco. Eu conseguia ver João de Deus prestes a cortar um homem, do lado direito do bico do peito esquerdo. Desvio o olhar por um segundo. Quando olho de novo, ele limpa suas mãos desprotegidas cobertas de sangue, sem luvas! Eu me sento novamente. Quando minha fila é chamada, me sinto fraca de novo. Começo a respirar profundamente e sigo adiante. Já dentro da sala, percebo que as pessoas estão todas sentadas, em bancos enfileirados, de olhos fechados. Tem um jovem nos guiando na entrada. Ele pergunta se estou bem.

Eu respondo:

– Sim, acho que estou. Mas estou um pouquinho tonta.

– É só levantar a mão, se precisar. Você vai ficar bem – ele me tranquiliza.

A fila se desloca para a sala da "corrente" maior, e eu vejo o médium João de Deus no fundo da sala. Vejo o Ricardo também. Ao chegar perto, aceno com a cabeça e lhe entrego as fotos do meu grande amigo Chester.

Depois, nem sei direito o que aconteceu. Nem me lembro de ter visto o rosto do João de Deus! Mas sei que estive em frente a ele. Ele escreveu algo num pedacinho de papel, uma passiflora para meu amigo Chester tomar por quarenta dias.

Lembro-me do de Ricardo dizendo que eu estava lá porque fiz uma cirurgia há três meses e vim para me livrar da "aranha".

Aranha? Que aranha? Que linguagem estranha e confusa! Que diabo é isso?

Tudo passou rapidamente. Depois de ter sido conduzida até uma salinha com bancos para tomar um passe (oração de cura feita por um médium), saio e fico parada, sentindo-me confusa. *O que é que faço agora?* Encosto-me numa parede. O Ricardo aparece, para meu alívio, e pergunto de que *aranha* ele estava se referindo.

– As *Entidades* não usam a palavra "câncer". O câncer é físico e já foi removido. Agora é a aranha que precisa ser retirada, a origem do câncer, como sentimentos estagnados.

Humm. Lá vou eu de novo, sem entender muito, mas optando por ir na onda.

Ele também diz que a Entidade falou para eu me sentar na sala da corrente (meditação) à tarde e voltar no dia seguinte para uma cirurgia espiritual de manhã.

Agora estou compreendendo que o João de Deus é chamado como "Entidade" quando está "incorporado". *Meu novo vocabulário está expandindo!*

Escrevi por um bom tempo debaixo do sossego das mangueiras e, após o almoço, retornei ao salão principal, ficando de pé na fila da corrente. Às 13h45, estou sentada dentro da sala da corrente. Uma mulher está dando instruções em inglês:

– Mantenham seus olhos fechados durante todo o tempo da corrente, pelo tempo que durar. A Entidade é quem decide quando termina. Pode levar vinte minutos ou muitas horas. Se vocês abrirem os olhos, a corrente será quebrada, e o "trabalho" de todos os demais será afetado. Se não conseguir permanecer sentado pelo tempo que for preciso, você precisa se retirar agora. Se precisar ir ao banheiro, levante a mão, aguarde a aproximação de alguém, vá ao banheiro sem falar com ninguém e retorne diretamente para a sala da corrente. Feche os olhos e continue seu trabalho.

Humm! Trabalho!

Fechei os olhos e, surpreendentemente, não conseguia virar a palma das minhas mãos para baixo, como sempre as mantinha durante minhas meditações. Eu tentava sempre manter a palma das mãos virada para cima, como o Lama Losang dizia ser preferível na meditação tibetana, mas nunca conseguia fazê-lo. Agora minhas mãos, estranhamente, estão viradas para cima, e de repente meus braços estão no ar. Penso por um instante:

Que bom que ninguém pode me ver, já que todos estão de olhos fechados também.

Eu sorrio e continuo sorrindo. Logo em seguida, uma mulher, que agora conheço como Heather, diz:

– É bom manter um sorriso no rosto.

Sinto-me à vontade e sorrio ainda mais, pois, até então, eu estava achando estranho não conseguir retirar o sorriso do rosto! Os centros das minhas palmas começaram a ficar quentes, e assim permaneceram, ficando mais quentes ainda quando sentia que havia pessoas passando na parte da frente da sala. Num determinado momento, senti que a palma direita deveria estar voltada para a direita, então a virei. Era a direção da sala principal. Eu não fazia ideia do que estava acontecendo, quem estava onde ou fazendo o quê. Meus olhos estavam fechados. Então anunciaram que o espírito de Dom Ignácio de Loyola estava incorporado em João de Deus. A pessoa continua:

– Dom Ignácio está aqui.

Minhas mãos ficaram ainda mais quentes, muito quentes. Em alguns momentos, meu torso movia-se para frente e para trás. Estava consciente disso, sabendo que parecia esquisito, mas não conseguia parar de balançar levemente! Muito depois, com os olhos ainda fechados, a tensão nos ombros indo e vindo, dois dedos de cada mão ficando muito quentes – às vezes anestesiados – , sinto uma sensação forte e nova pelo corpo inteiro. Durou apenas um segundo ou algo assim. Apenas deixei rolar.

Um homem anuncia que a corrente está prestes a acabar, e que devemos manter os olhos fechados, mas, antes de terminar, ele diz:

– A Entidade tem duas mensagens para quem está na corrente.

Primeiro, ele falou por um longo tempo e não entendi quase nada do que disse, mas o ouvi repetindo *falange*, uma palavra que nunca tinha escutado antes. (Agora sei que se trata de um grupo de espíritos trabalhando juntos.). Então ele disse que a corrente da oração foi muito forte, e a mensagem era que o desejo de todos os que participaram dela foi realizado. A mensagem foi toda em português, minha língua nativa, mas não tinha 100% de certeza do que ouvi ou se entendi direito. Além disso, *nem fiz um pedido!*

A segunda mensagem era para beber a água sagrada na saída.

Agora podíamos abrir os olhos. Olhei para o meu relógio e vi que cinco horas se passaram! Eu nunca consegui meditar por mais do que alguns minutos, a não ser que fosse meditação em canto, que já fiz em tibetano, ou então guiada por áudio. *Nossa! Cinco horas?* Não conseguia acreditar.

Saí da sala num estado de torpor. Atravessando o salão principal, a mulher da bolsa com a cara de gato novamente vem em minha direção e me pergunta se eu estava na sala da corrente. Digo que sim, e ela pergunta se entendi o que a primeira mensagem dizia, já que foi dada em português. Eu disse que achava que ele havia dito que todos os participantes da corrente teriam seus desejos realizados, mas que não tinha muita certeza. Ela me abraçou, me agradeceu, e repeti que não tinha certeza se entendi a mensagem corretamente e preferia que ela perguntasse a alguém que realmente a ouviu bem. Ela olha em volta e aponta a um senhor, que eu reconheço da minha pensão, o sr. Noberto. A mulher disse que foi ele quem deu as mensagens.

Mais tarde, vejo a palavra *falange* escrita na legenda de uma fotografia. Mas continuava sem saber o que significava. Saio da Casa e, alguns metros adiante, vejo um homem contando, junto com o vendedor, saquinhos de plástico com doce de coco ralado. Eu ouço uma mulher falar ao passar por mim:

– É o João de Deus!

Hummm! Ele está aqui fora? Sem ninguém o rodeando, contando saquinhos de coco!

Num momento impulsivo, vou até ele e digo:

– Com licença, eu poderia perguntar se o senhor sabe quem é o dr. Brian Weiss?

Ele simplesmente olhou diretamente para mim e me passou um saquinho de cocada.

Eu continuei:

– O médico americano que escreveu *Muitas Vidas, Muitos Mestres*.

Ele continua me encarando sem falar uma palavra. Fico sem jeito, meio envergonhada, mas continuo:

– Ah, tudo bem! Ele sabe quem é o senhor e me incentivou a vir aqui. Obrigada pela cocada.

(Muito depois, descubro que João de Deus é analfabeto, não sabe ler, nem escrever. Fiquei muito envergonhada de ter perguntado sobre o livro do Dr. Weiss.).

Ao me virar para ir embora, ele diz:

– Eu estarei nos Estados Unidos em breve.

– No Instituto Omega? – perguntei.

– Sim, Omega – ele diz.

Comprei uma água e fui andando até a pensão, tipo flutuando, sorrindo e ainda surpresa de estar realmente em Abadiânia, um lugar do qual, até uns dias atrás, nunca tinha ouvido falar, e de ter falado e até recebido um saquinho de cocada do próprio médium João de Deus!

Uau! Bem... estou feliz e isso é ótimo!

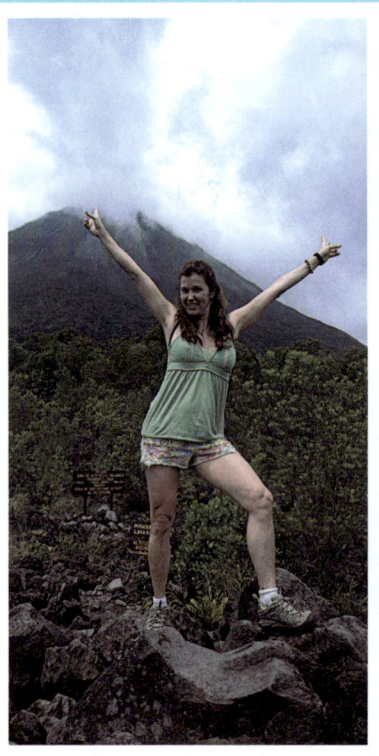

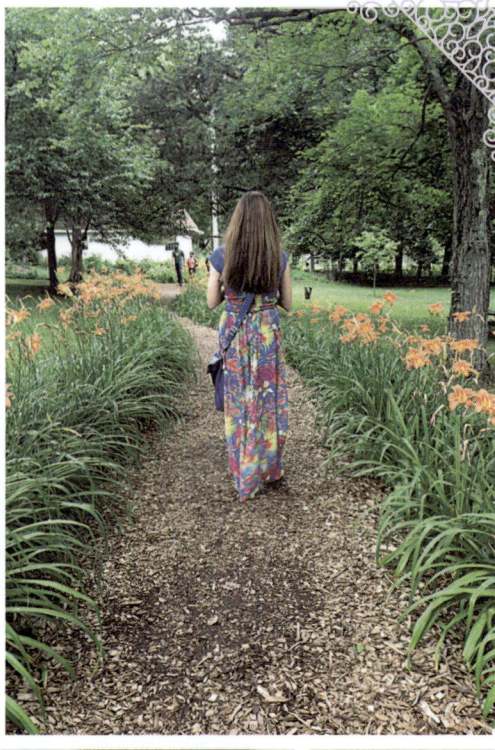

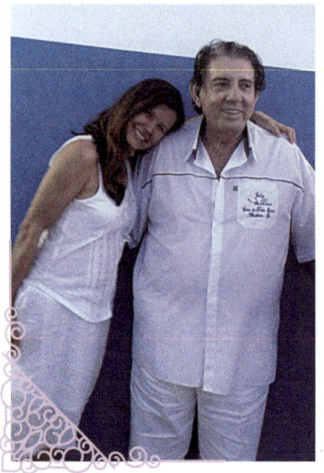

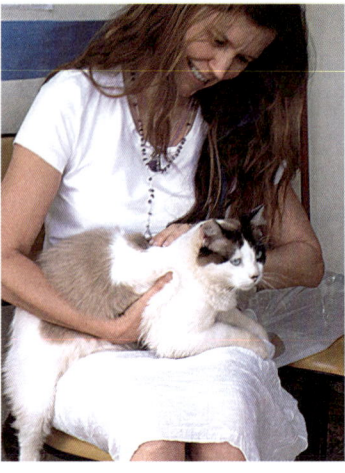

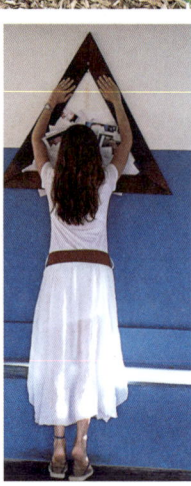

a– Pronta para domesticar o dragão no Vulcão Arenal, na Costa Rica.
b– No Instituto Omega, EUA, introduzida a vidas passadas.
c– Com o médium João de Deus em Abadiânia.
d– Com "meu" gato.
e– Meditando no triângulo da Casa.

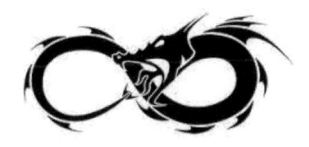

> *"Há duas maneiras de ser enganado. Uma é acreditar no que não é verdade; a outra é recusar a acreditar no que é verdade."*
>
> Soren Kierkegaard

MINHA CIRURGIA ESPIRITUAL

Já há centenas de pessoas de branco caminhando para a Casa às 7 horas da manhã, e já há muito mais gente lá. Eu chego, sento-me e aguardo. Oito pessoas começam a rezar a Ave Maria e o Pai Nosso.

Como no dia anterior, as pessoas entram na fila para as cirurgias. Desta vez, eu também entro, sentindo-me bem, e não tonta como no dia anterior. Entramos na sala de passe e nos sentamos nos bancos. Pedem para fecharmos os olhos. O *trabalho/cirurgia* havia começado. A palma das minhas mãos está quente. Esperava, talvez, uma sensação na região da barriga, mas não sinto nada. Depois de um tempo, sinto como se um canudo estivesse sendo inserido do lado direito da minha cabeça, a alguns centímetros da minha testa. A sensação na minha testa é muito estranha. Daí, nada. Logo em seguida, dizem que a "cirurgia espiritual" já foi feita e pedem para que a gente saia e aguarde as instruções do lado de fora.

Um homem chega e nos instrui a buscar um suplemento (passiflora) na farmácia, tomar a sopa gratuita que a Casa oferece e ir para a cama nas nossas pensões por 24 horas. As refeições deverão ser entregues em nossos aposentos nas pousadas. Devemos ficar quietos, sem conversar, sem telefones celulares e sem ler. Só descansar.

Tomo um prato de sopa e volto para o meu quarto. Às 9h30, não sinto nenhuma diferença. Dou umas cochiladas aqui e ali e me preocupo se vou ficar acordada a noite inteira, já que não estou acostumada a descansar durante o dia. Mas não, acordo algumas vezes, mas durmo bem.

[2 de agosto de 2013] - *O dia seguinte da operação espiritual*

Acordo, medito, rezo, pratico ioga levemente e tomo o café da manhã. Depois, volto para a cama. Disseram-me para não retornar à Casa até de tarde, por causa de algo sobre energia.

Mais tarde, quando retorno à Casa, decido ir na corrente de novo. Fecho os olhos. Sinto novamente o calor na palma das duas mãos. Alguém nos disse para relaxar e se concentrar. Foi o que eu fiz. À medida que as pessoas passavam por mim, o calor em minhas mãos se intensificava. Desta vez, três dedos ficaram tão quentes que estavam quase dormentes. Essa corrente durou três horas e meia. Quando tudo acabou, me senti feliz, relaxada, bem.

[3 de agosto de 2013] - *Tranquilidade em Abadiânia nos dias de folga da Casa*

O ritmo da cidade pequena muda e torna-se muito mais calmo. Muitas pessoas vão embora, já que o médium João de Deus está na Casa somente às quartas, quintas e sextas. A maioria que permanece são estrangeiros, que geralmente vêm por duas semanas. Eu tomo o café da manhã e por volta das 8h40 e vou caminhar até um mirante. Encontro um europeu. Trocamos umas palavras.

– Se você foi operada há três dias, não deveria estar andando tão longe ou sem uma sombrinha – ele diz.

– Mas são só 9 horas da manhã – falo para ele.

– O sol é forte aqui. Você não deveria estar caminhando sem uma sombrinha.

Tá certo! Sem ter muita certeza se preciso mesmo voltar, retorno ao meu quarto. Leio e ouço aplicativos de meditação. Mais tarde, passo um tempo numa rede, só relaxando.

Decido fazer uma pequena caminhada até a Casa na parte da tarde, para a oração em grupo. Pedi uma sombrinha emprestada aos meus vizinhos austríacos da pousada. Encontro uma mulher de Houston na livraria e me pego perguntando a ela sobre o significado de certos cristais. Eu não fazia a menor ideia de que cristais tinham significados, até o momento em que a ouvi falar sobre eles pra uma moça.

– Você tem um terceiro olho que está se abrindo – ela diz.

Quando falo que não estou certa do que ela quis dizer, ela diz que, se eu ainda estou confusa sobre estar aqui, preciso pedir esclarecimentos e não ter medo do meu dom. *Hummm. Dom? Que dom?* (Até hoje mantenho contato com a Cree, pessoa encantadora.).

[4 de agosto de 2013] – *Ida à cachoeira e deixando o ressentimento sair*

Eu tinha perguntado quando poderia ir à cachoeira sagrada que fica nas proximidades da Casa, e me disseram que no domingo. Depois do café da manhã, li e meditei, me concentrando na cura. À tarde, desci uma ladeira de terra sinuosa até a pequena cachoeira.

Está quente, mesmo sob a sombrinha emprestada. Enquanto caminho, do nada, começo a pensar sobre quando estava grávida do meu primeiro filho, vinte e cinco anos atrás.

Dou-me conta de que ainda tenho que desenterrar e deixar sair ressentimentos profundos, como sugere a escritora Louise Hay. Vou fundo em minhas memórias e, de repente, vejo que ainda me ressinto com as várias pessoas a quem eu disse:

– Sinto-me estranha e o bebê não está se mexendo.

Isso aconteceu em 1988, quando eu estava grávida de oito meses. Na noite anterior, sonhei que uma formazinha em luz branca levemente esverdeada, com formato de cabeça e corpo, saía da minha barriga, acima do lado esquerdo do quadril. Passei o dia todo impaciente, preocupada, estranha, e chorando. Todos me diziam que não era nada.

A última pessoa para quem contei que o bebê não estava se mexendo foi uma colega de classe que era da Índia. Ela tinha duas filhas e me tranquilizou:

– Isso é normal. Sua barriga já está bem grande. Não tem mais espaço para o bebê se movimentar.

Certo, ela sabe, pensei. Então achei que devesse relaxar. *Ela estava errada. Eu estava certa.*

No meio daquela noite, acordei chorando e dizendo:

– Tem alguma coisa errada! Eu posso sentir.

Peguei um livro de gravidez e me deparei com este trecho: "Se você não sentir movimentos, durante esse número de horas, ligue para o médico imediatamente."

Eu chorava dizendo para o John:

– Viu! Eu disse para todo mundo, e todos me disseram para relaxar, que era normal...

Liguei para o meu médico às 4 horas da manhã e ele me disse:

– Tome um banho, deite na cama e conte os movimentos por uma hora. Me ligue e vá para o hospital se houver pouco movimento.

Fui para o banho chorando. Eu já sabia. Um vácuo tomou conta do meu ser. Em seguida, me deitei na cama contando, o que suspeitava ser contrações, e não movimentos. Liguei novamente para o doutor, já vestida, e fui para o hospital, em Woodland, na Califórnia, com o meu marido. A essa altura, já estava amanhecendo. Havia um grupo de ciclistas na estrada. Lembro-me da tristeza que sentia, passando pelos campos de castanheiras. Eu sabia que tinha alguma coisa muito errada. Simplesmente sabia...

Quando a enfermeira fez o ultrassom, ela não conseguia localizar o batimento cardíaco. Disse a ela onde procurar, pois sempre sabia onde cada parte do bebê estava. "Segurei" suas mãozinhas muitas vezes, em seus pezinhos "fiz cócegas" e acariciei sua cabecinha.

Ela desligou a máquina e começou a se retirar do quarto. Quando chegou à porta, ela virou-se para mim e disse:

– Se você acredita em Deus, comece a rezar.

Eu soluçava. Estava paralisada. Liguei para minha irmã Andrea no Brasil. Me senti sem chão. Esperamos pelo médico. Ele entrou e simplesmente disse, me abraçando:

– Sinto muito.

Agora, finalmente me dou conta de que guardei este ressentimento por todos esses anos, por não ter seguido meu instinto. Sabia que tinha alguma coisa errada naquele dia. Eu sonhei e vi Bruno saindo de mim. Mas eu era jovem e sem experiência alguma, então pedi respostas a outros. Dei o melhor de mim, e preciso me perdoar. Além disso, a alma do bebê já tinha partido.

Uma semana depois, de parto normal, sem anestesia, dei luz ao meu bebê sem vida. Segurei seu corpinho imóvel, abracei-o e tive que dizer adeus ao meu filhinho, logo após ter dito olá.

De volta ao momento presente, ao me aproximar da entrada da cachoeira, vejo uma área coberta com alguns bancos. Lá estavam um homem e uma mulher.

– Você é da Índia? – pergunto a ela, enquanto me aproximo.

– Sim, sou. Você está sozinha, sem guia?

Aceno que sim com a cabeça.

– Por que você não espera o nosso guia? Ele vai explicar sobre a cachoeira.

– Ah, certo. Seria ótimo. Obrigada. Não sei nada sobre ela.

Ela pergunta o que me trouxe até aqui, e eu conto a versão bem curta, pois o guia chega.

– Vocês entram um de cada vez, mulheres primeiro – ele diz. – Ao cruzar a primeira ponte, sozinhos, vocês param, e lá deixam seu passado, as coisas não resolvidas. Na segunda ponte, vocês deixam o presente, o que lhes trouxeram até aqui. Na terceira ponte, logo antes da cachoeira, vejam o que querem para o seu futuro.

Ele, então, pede para darmos as mãos, palma direita para cima para dar, palma esquerda para baixo para receber. Nós cinco fazemos um círculo e uma prece em silêncio. É um momento de paz. Os passarinhos cantam, sinto as orações e encontro-me firme, *enraizada* naquele momento.

Na primeira ponte, deixo o ressentimento pelos outros e por mim mesma. Na segunda ponte, deixo o que trouxe o câncer e peço para me libertar do meu medo quanto à minha habilidade *esquisita* de prever acontecimentos enquanto durmo e, na terceira, peço esclarecimentos sobre qualquer habilidade que eu possa ter, e para estar livre para aceitar o desconhecido (na verdade, não pedi, afirmei que aceito, estou aberta e que me entrego).

A água está extremamente fria, mas vou para debaixo da pequena cascata, sentindo um forte alívio, e purificada. Saio e entro de novo, três vezes, recebendo enquanto estou debaixo da água fria e libertando ao retirar meu corpo.

Sinto-me ótima ao retornar da terceira ponte, e vejo um lagarto no caminho, bem na minha frente. *Este é o animal que mais se aproxima de um dragão por aqui*, pensei. Estendi meus braços, espantando-o, e dizendo:

– Vai!

Ele anda para o lado.

– Vai!

Ele anda mais um pouco.

– Vai!

Ele desaparece diante dos meus olhos. Eu sorrio, e lá se foi o dragãozinho.

[5 de agosto de 2013] - *Uma dor apavorante e sem explicação*

Depois do café da manhã, vou até a Casa para minha sessão na cama de cristal marcada para as 8h40. Enquanto aguardo, percebo que o quarto escolhido é o mesmo da sessão do dia 31 de julho, quando eu não senti nada. Na parede, noto uma pequena pintura de um rosto de um homem. É uma de muitas que vi em vários lugares por aqui, e suspeito que seja o médium João de Deus quando era jovem. Mas não, uma garota me conta:

– Este é o dr. Augusto.

Ah! Esta é a Entidade, espírito, que realizou a minha "cirurgia espiritual". Humm!

Deito na pequena cama, cubro meus pés com um cobertor azul e relaxo sem expectativa. Fecho os olhos e coloco as mãos viradas com a palma para cima. A mocinha liga os cristais. O calor em minhas mãos vem imediatamente. Sinto uma "tensão" forte na testa que nem sei como descrever. Sinto pressão no meu ouvido direito, como se estivesse em um avião. Em seguida, há uma forte sensação no meu nariz. Isso dura alguns minutos. Enquanto essas sensações diminuem, sinto uma pontada forte e curta, como um beliscão, no lado esquerdo do meu peito, cerca de três polegadas abaixo da clavícula. Tudo muito rápido, em alguns segundos, então nem me desespero.

Relaxo, sem sensações agora, somente o calor em minhas mãos. De repente, sinto um formigamento, como uma corrente subindo pela parede direita da minha vagina, indo até o local em que meu útero estava antes de ter sido removido. É tão estranho. Não passa. Não é nada doloroso, só um formigamento, como eletricidade estática. *Humm... Interessante.*

A sessão termina assim que sinto meu corpo se transformar. Está diferente por toda parte. Percebo que estou com um sorriso no rosto, mesmo estranhando tudo isso. Opa! Sinto a região do meu útero diferente. Dor leve. Ela vai embora.

Penso nas crianças que ajudei na Ásia. Me pergunto por que estou pensando nelas: Tibete, Nepal, Burma, Bali e também Brasil.

As pessoas normalmente ficam intrigadas sobre como e por que eu as encontro. Penso: *Komang, eu já o conhecia*; lembrando da regressão em Nova York. *Maya, acho que a conhecia também*. Apenas deixo minha mente vagar, sentindo amor e sorrindo.

Saio da sala e sinto uma compressão na minha vagina, como depois da cirurgia nos Estados Unidos. É um pouco desconfortável. Sento-me num banco e escrevo, relaxando. Passa-se uma hora e, enquanto caminho em direção à livraria, curiosa para ver se encontrava alguma informação sobre dr. Augusto, a parte inferior da minha barriga começa a doer. Tento ignorar. Encontro um parágrafo sobre o dr. Augusto num livro: "Não se sabe muito sobre o jovem médico brasileiro. Ele era muito meticuloso, cauteloso durante suas cirurgias e, com frequência, observava os outros. Ele era perfeccionista".

Eu sinto dor, agora na parte inferior das costas. Decido que preciso voltar para meu quarto. Sinto dor no local da cirurgia de três meses e meio atrás, nas costas, e desconforto na vagina. Quando me deito, não me sinto nada bem mesmo. Meus braços e pernas estão moles. Sinto cólica novamente, como no pós-operatório. Tomo um Pepto-Bismol. Começo a surtar. *O que está acontecendo comigo?*

Está na hora do almoço, mas me sinto enjoada. Não posso pensar em comer. Forço-me a comer uns biscoitos e bebo um Gatorade. No meio da tarde, sinto muito frio, então saio do quarto para deitar sob o sol. Estou com medo de ficar sozinha. Minha vizinha de quarto, uma francesa que não fala inglês, está lendo lá fora. Faço sinal de que estou com frio, que não estou me sentindo bem, e fico de pé no sol. Aqueço-me um pouco, mas ainda não me sinto bem. Deito-me numa rede e, depois de um tempo, me sinto melhor. No final da tarde, me deito na cama com um desconforto muito grande ao redor da vagina. A pressão parece a mesma após um mês de cirurgia quando o médico disse que ainda havia muita inflamação.

Por que dói tanto agora? Não faz sentindo nenhum.

Vou até a geladeira do pátio e pego cubos de gelo, coloco num saco plástico e uso para melhorar a dor. Passo pelo espelho e noto como aparento mal. Pálida, amedrontada, franzindo a testa. São 19 horas. Escuto meus vizinhos saindo para jantar. Não sinto fome alguma, mas sei que preciso comer. Sento-me por um minuto, mas preciso deitar de novo. Às 19h30, me obrigo a ir ao restaurante. Faço um prato e forço a comida e a água. Eu não estou bem. Estou com medo, sem saber por que me sinto tão mal. Poderia ser por causa da cirurgia espiritual? Mas isto foi na quinta-feira, cinco dias atrás!

O sr. Noberto, dono da pousada, passa, e eu pergunto:

– Sr. Noberto, podemos conversar um instante?

– Boa noite – ele diz sem sequer parar.

Peço ao rapaz da recepção para chamar o Ricardo. Conto o que está acontecendo. Agora estou chorando e ele me diz:

– Eu expliquei para você que isto podia acontecer depois da cirurgia espiritual.

– Não, Ricardo, você não explicou. Estou com medo, sozinha e com dor – choro.

Ele diz que vai me ver no dia seguinte. Sinto-me abandonada. Soluçando, me sento novamente. Não entendo nada do que está acontecendo.

Valdete, esposa do sr. Noberto, está sentada do outro lado da sala. Ela caminha até mim.

– Está tudo bem? Se você precisar, pode falar com um de nós.

Eu digo:

– Eu tentei, você não ouviu? Agora mesmo, pedi um minuto ao sr. Noberto, e ele foi embora dizendo boa-noite. Estou confusa, com medo e com dor.

Ela me diz que isto tudo é normal. Que devo beber muita água fluidificada, rezar e deixar passar até que removam meus "pontos" no oitavo dia. Eu choro, choro. Passo pela capela, me ajoelho diante do cristal de ametista e faço uma oração para me sentir melhor. Vou para o meu quarto, tomo banho e vou para cama. Lá pelas 21 horas, a dor no estômago some e o desconforto vaginal já havia quase desaparecido. Adormeço.

No meio da noite, a francesa do quarto ao lado dá um grito alto e depois silencia. *Ela deve ter tido um pesadelo.* Lembro-me do vigia da nossa casa quando eu tinha de uns nove a dezoito anos. Ele costumava dizer que, em muitas noites, eu o amedrontava quando falava e gritava enquanto dormia. Levou um tempo, mas voltei a dormir.

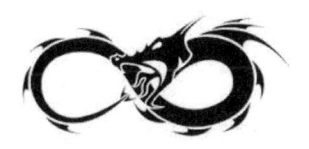

> "*O que atrai as pessoas é o desconhecido.*"
>
> E.A. Bucchianeri

SENTINDO-ME MAIS À VONTADE COM TUDO

Acordo me sentindo bem! Cansada, sonolenta, mas bem. Consigo sorrir, contanto que não fique ligada ao que aconteceu no dia anterior. Sinto-me um pouco envergonhada pela cena do choro no restaurante, mas ainda bem que havia apenas um casal e um funcionário lá. Estava rezando para não ver nenhum deles no café da manhã e, para meu alívio, eles não se encontram no restaurante. Deixei um bilhetinho para Valdete, agradecendo-lhe pelas palavras de conforto, e caminho para a Casa.

Caminhei até um triângulo de madeira que fica pendurado na parede do salão, pressiono minha testa no centro, como vi as pessoas fazendo, e faço uma oração para mim mesma. Saindo de lá, vejo uma dúzia de pessoas descascando e cortando uma tonelada de verduras e legumes no jardim. Pergunto se posso ajudar.

– Sim. Coloque uma luva, pegue uma faca e pode ajudar aquela mulher cortando abóbora para a sopa gratuita que será servida amanhã.

Lawrence é do Norte de Toulouse, na França. Ela me conta que morou nos Estados Unidos por um ano, há muito tempo. Quando terminamos nosso trabalho, andamos e nos sentamos num banco, esperando pela sessão da cama de cristal dela. Eu conto resumidamente o que acontecera no dia anterior. Esta é a segunda vez dela em Abadiânia e me diz que "foi tudo efeito colateral da minha cirurgia espiritual".

– Acontece dessa maneira muitas vezes, mas todo mundo é diferente. Mesmo passando pela cirurgia física há três meses e meio, alguma coisa pode ter ficado para trás, e é para isso que serve a cirurgia espiritual.

– Mas, durante a cirurgia espiritual, a única coisa que senti foi a sensação de um canudo entrando na minha cabeça, diretamente acima do meu olho direito, e então minha testa ficou bem estranha.

– Sim, eu senti o mesmo – ela disse. – Foi a anestesia entrando, para que você não sentisse dor.

O QUÊ? Anestesia? Quanta coisa estranha! Mas acho que faz sentido. Pelo menos, tudo "isso" não aconteceu só comigo. Sinto-me menos anormal.

Sei que tudo parece bizarro, mas eu posso afirmar que tudo é surreal, mas real! Sim, REAL!

Escrevo estas linhas no jardim, sentada no *meu* banco sob uma mangueira. Estou bem. Presente neste exato momento.

Já faz uma semana que estou aqui. Dei uma volta para conhecer a cidade. Visitei algumas pousadas. Almocei no Frutis: suco de maracujá e manga e um lanche quente. Um ambiente muito bacana num pátio com sombras e a céu aberto. Som ambiente calmo, que passa boa vibração. Conheci um casal belga que, durante os últimos sete anos, passam três meses por ano aqui em Abadiânia.

Começo a perceber que este lugar convida a pessoa a se cuidar de forma geral. Meditação, comida saudável, caminhadas, interação humana e vibração positiva… tudo a um preço razoável pela pensão completa (alojamento e alimentação).

Haverá canto às 15 horas, na Casa. Curto bastante isso. É bom, leve. Eu vou. Eu canto. Eu flutuo.

[7 de agosto de 2013] - ***Começa a segunda semana na Casa***

Acordo para mais um lindo dia. As manhãs e as noites são um pouquinho frias, já os dias são quentes suficientes para serem confortáveis.

Às 6h40, a área do café da manhã e o pátio da pousada estão cheios de gente vestida de roupa branca. Às 7h10, entro no salão principal da Casa; a maioria das cadeiras já está ocupada. Sento-me num banco lateral, não tão longe do pequeno palco, e medito. Às 7h20, as pessoas que estão na longa fila entram para começar a "trabalhar" nas salas das correntes, rezando e meditando para todos. Eles ficarão lá dentro, de olhos fechados, por pelo menos quatro horas.

Às 8h15, os voluntários da Casa começam a explicar os procedimentos. João de Deus aparece no palco para as "cirurgias físicas" voluntárias. Ele opera uma série de pessoas, raspando os olhos das pessoas com uma pequena faca de cozinha ou inserindo um instrumento cirúrgico nas narinas. Ninguém parece sentir-se desconfortável! Às vezes, a Entidade fica meio irritada, avisando que vai 'ascender' se houver muito barulho. Entretanto, na maior parte do tempo, é a bondade que emana do seu semblante, e também dos olhos, mesmo que pareçam estar em estado mediúnico.

De repente, a Entidade se vira e diz:

– Todos vocês com Aids, câncer ou úlcera péptica, que quiserem "cirurgia", venham agora; esqueçam da fila, só venham se quiserem ser curados. Mas têm que prometer que vão voltar daqui a cinco anos com o atestado médico, provando suas curas. Se não puderem fazer isso por mim, não venham.

E completa:

– Aqui não há segredos sobre suas condições. Não tenham vergonha.

Há uma grande movimentação de pessoas. Falam que é raro ter tantas operações realizadas num espaço tão curto de tempo. Estou confusa se devo ir ou não, então não vou.

Quando a segunda fila é chamada, eu vou, com esperança de poder fazer uma pergunta. Mas, assim que digo que "fiz uma cirurgia espiritual semana passada", ele diz:

– Eu sei. Vá receber um passe.

Sinto-me decepcionada, mas, quando fecho os olhos, penso no Bruno saindo de mim quando estava grávida de oito meses, e começo a chorar de novo. Sofro com isso mesmo depois de vinte e cinco anos! Aprendi com a Louise Hay primeiro, depois com outros autores, que câncer pode ser causado por sofrimento profundo, ressentimento e/ou culpa. Será que é por isso que o Bruno está reaparecendo em meus pensamentos?

Acho que não deixei meu filho *ir* completamente, como pensei que tivesse deixado. Tenho pensado bastante nele aqui em Abadiânia. Lembro-me do Guru que conheci em Bali no ano passado. Ele não me conhecia e eu não tinha contado nada pessoal para ninguém em Bali, quando ele me perguntou:

– Você tem dois filhos, não é?

Acenei que sim com a cabeça, confirmando.

Ele continuou:

– Mas teve um terceiro que não está mais aqui. Você tem que deixá-lo ir.

Fiquei pálida. Em estado de choque. Ele está falando do Bruno. Como este homem que nunca vi antes poderia saber?

Eu digo:

– Do que é que você está falando? Eu o deixei ir há muito tempo.

– Não, você não o deixou – ele me diz. – Posso vê-lo ao seu lado. Você tem que deixá-lo partir.

Aquilo, vindo do nada, de um estranho em terra longínqua, me transtornou. Foi muito forte e inexplicável.

E agora, aqui em Abadiânia, choro tudo de novo, e percebo que, mesmo depois de vinte e cinco anos, ainda estou sofrendo pela morte do meu filho! *Humm!* Eu não esperava por isso.

[8 de agosto de 2013] - *Os pontos espirituais são removidos*

A manhã começa como nos dias anteriores, acordando às 6h30, mas, desta vez, primeiro tomo o copo de água fluidificada antes de me levantar, como instruída. Os "pontos espirituais" foram removidos na noite anterior.

Na Casa, pego uma senha para "revisão". Quando a fila da revisão é chamada, eu entro e a Entidade me diz:
– Eu vou te ajudar.
Saí contente.
A Entidade aparece no palquinho do salão, e três operações físicas são efetuadas.
À tarde, vou para a sala da corrente de oração. Quando fecho os olhos, vejo a cor azul na maior parte do tempo. Agora minhas mãos todas estão quentes, e não apenas as palmas. Passam-se quatro horas e meia. Como de costume, a corrente termina com algumas orações em português, um agradecimento, e nós recebemos um copinho de água benta na saída.
Caminho para a pousada dando "oi" para as pessoas que já conheço: Henrique, o brasileiro com um andador; o homem de Palo Alto na Califórnia e sua filha; Doug, do Sul da Califórnia; Sérgio e seus filhos, russos, do Canadá, entre outros.
Encontrei-me com meu irmão Duda à noite. Ele vai ficar aqui por alguns dias. Esta é a primeira vez dele em Abadiânia, então fiz uma rápida apresentação sobre o ritmo da Casa. A doutrina por trás dela, não tenho que explicar, pois ele já vem estudando o espiritismo há alguns anos e a entende perfeitamente. Eu sou a que se sente como se estivesse no jardim de infância, sem entender isso tudo.

[9 de agosto de 2013] – *Meu irmão me encontra na Casa*

Às 7 horas vou para a Casa, desta vez, com meu irmão Duda. O médium João não aparece no salão esta manhã, só atendendo as pessoas, uma por uma, enquanto elas passam pelas filas contínuas.
Cerca de 600 pessoas são vistas pela manhã e mais 600 à tarde, três dias por semana. O médium só termina quando todos são vistos. Hoje sou uma delas. Ajoelho-me perante o médium e escuto:
– Sente-se na corrente de cura de minha sala.

Vejo que meu irmão já está sentado lá, de olhos fechados. Ouço algumas reclamações de que as pessoas estão indo nas filas erradas. Aqui, é exigida disciplina. O *trabalho* termina uma hora antes do habitual.

Quando a tarde chega, estou esgotada e decido ficar no meu quarto fazendo ioga, lendo, ouvindo música e depois tomando uma ducha.

[10 a 12 de agosto de 2013] - *Fim de semana com a família*

Deixo Abadiânia para visitar alguns parentes em Goiânia, que fica a uma hora e meia dali. Não vejo minha tia e primos há trinta anos. Tenho ótimos momentos, mas sinto falta da vibração da Casa. Estou ansiosa para voltar para o ambiente meditativo e de alta energia de cura, melhoras.

[33 de agosto de 2013] - *Outro gato entra em minha vida*

Volto a Abadiânia e faço o *check-in,* desta vez na Pousada São Miguel. Na entrada, vejo um gato absolutamente maravilhoso, com três cores de pelo e olhos azuis.

Minha cunhada diz:

– Este é o seu gato.

– Não. Já tenho gatos suficientes na minha vida – digo, brincando.

Depois do jantar, vou para a Pousada Brasil para conversar com meu irmão. São 21 horas quando vou embora, e as luzes da minha pousada já estão apagadas. Quando passo pelo jardim do pátio interno, vejo o "meu" gato sentado num banco de madeira. Ao passar por ele, ele pula do banco e começa a andar do meu lado. Então, passa para frente dos meus pés, cruzando por entre as minhas pernas e roçando em minha calça.

Quando chego em frente ao meu quarto, o gato senta-se ao meu lado e fica olhando fixamente para a porta. Fico lá parada por alguns minutos e ele se senta no meio das minhas pernas. Decido caminhar até a frente da pousada para ver se consigo deixá-lo lá. O gato camarada vai roçando nas minhas pernas por todo o caminho. O dono da pousada o pega. No dia seguinte, ele me conta que o gato apareceu por lá há dois dias, sem dono.

Opa! Este foi o dia em que eu cheguei. Humm!

Na quarta de manhã, o gato fica na entrada da área de refeição às 7 horas, e depois parado na saída quando eu passo, às 7h15. Na quinta, vejo o gato toda vez que entro e saio. Na sexta, desisto de evitá-lo. Sento-me no banco de madeira e ele pula para meu lado. É a primeira vez na vida que toco num gato e o deixo sentar no meu colo, pois sempre temi os felinos.

Fico perplexa e sinto que está na hora de procurar no Google o significado de *gato*, como alguém sugeriu que o fizesse. "Guardião; provoca intuição; conecta o indivíduo com o outro mundo; nove vidas."

Humm!

[14 de agosto de 2013] - *Terceira semana na Casa*

O café da manhã, às 8 horas, com uma grande variedade de comida saborosa, é servido no *buffet*. Por cerca de 47 dólares, temos um quarto simples, mas agradável e limpo, e três deliciosas refeições completas, com sucos frescos, chás de ervas frescas, café e sobremesa.

A sessão na sala principal começa com atraso. Aproveito para fechar os olhos e deixar rolar. Quando começa, entro na fila para passar pela Entidade, segurando uma foto do menino balinês e uma pequenina da minha amiga Helen que está se recuperando de uma cirurgia no joelho, na Austrália, e sentindo muita dor. Depois de entrar, confesso que me concentrei para pedir bênção para o Komang, para que eu continue encontrando crianças enfermas para ajudar, e pedindo esclarecimentos quanto aos meus sonhos premonitórios. Helen não está em meus pensamentos enquanto estou na fila.

Daí, sinto a parte de trás dos meus joelhos queimando. Dói muito, mas digo a mim mesma: *Que estranho, nunca tive dor nas pernas... de nenhum tipo... muito menos nos joelhos.*

Quando chega minha vez, ao entregar as fotos a João de Deus, peço a ele pela melhora contínua quanto à saúde do menino, que eu encontre mais crianças carentes e pela cura da Helen.

– Quero vê-la à tarde. Vá receber um passe – diz a Entidade.

Então eu fui.

Bem mais tarde, já depois de ter saído da Casa, penso que a queimação na parte de trás dos meus joelhos podia estar relacionada com os joelhos da Helen. *Espera aí? Será que isso teve algo a ver com os joelhos da Helen?* Eu havia me esquecido dos problemas dela enquanto estava na fila. E outro *humm* passou pela minha cabeça.

À tarde, chego no hall principal da Casa, às 13h15, e consigo pegar um assento no corredor. Logo em seguida, passa uma mulher carregando um bebê e eu dou o meu assento a ela. Sento-me no chão.

A fila dela é chamada e eu pego o assento de volta. Alguns minutos depois, passa um homem com uma bengala e ofereço o meu lugar novamente. Volto para o chão até a fila dele ser chamada, e pego o assento pela terceira vez. Mais um homem idoso passa e cedo o lugar mais uma vez.

Uma brasileira sentada a alguns assentos de distância diz:

– Ai, meu Deus. Você está aqui para servir. Eu vi os três andando por toda a sala, procurando um assento e, todas as vezes, você foi a única a oferecer.

Fico no salão principal durante a tarde toda, ouvindo depoimentos e observando a contínua movimentação de pessoas chegando, hora após hora. A diversidade de culturas e conhecimentos era incrível e muito rara de ser encontrada no Brasil.

No final do dia, quando entro na sala de jantar da pousada, a mesma mulher aponta para mim, dizendo aos seus amigos em português:

– Esta é a mulher que oferecia o assento.

Sorrio, e ela diz que pensou que eu fosse estrangeira.
Conto que sou de Maceió, mas que moro nos Estados Unidos.
Ela acrescenta:
– Só conheço uma pessoa em Maceió, a Lurdinha Lyra.
Me empolguei:
– Não acredito! Eu a conheço! Na verdade, eu a encontrei em Maceió, há quatro meses.
Nós sorrimos, muito surpresas... ou não. Sincronicidade, provavelmente diria o dr. Weiss.

[5 de agosto de 2013] – *Aprendendo mais sobre Espiritismo*

À tarde, vou à Casa levando fotos da minha irmã e de dois sobrinhos. Ajoelho-me e digo que estou pedindo por dois membros da família de Maceió. A Entidade olha para mim.
– Filha, onde você mora?
Eu respondo:
– Nos Estados Unidos, mas tenho família em Maceió.
Ele guarda as fotos, passa receitas aos três e pede que eu receba um passe.
Do lado de fora, converso com a Heather, pergunto onde posso conseguir respostas sobre meus sonhos premonitórios, intuições e coincidências. Ela me diz para aguardar o médium na porta dos fundos, para ver se ele conversaria comigo depois da sessão. Não me senti à vontade de incomodá-lo depois de um longo dia. Então desisti.
Meu irmão Duda é espírita (aquele que acredita em espíritos, nas almas que vivem após a morte e tem habilidade de se comunicar com seres humanos esclarecidos). Ele estuda o espiritismo bem a fundo, como filosofia, e agora tenta me passar um monte de informação. Muitas vezes peço a ele para ir mais devagar. Ainda não consigo compreender a doutrina tão profundamente. Muita coisa aconteceu comigo, atualmente e por décadas, que ainda não

compreendo, e que prefiro não ser influenciada ao seus significados. Desejo que as respostas venham quando e como devem vir. Ele diz que inveja a minha intuição e que desejaria ter uma fração dela. Ele acha que eu não preciso de mais provas! Ele me pergunta várias vezes:

— Maninha. De quantos gatos a mais você precisa para começar a acreditar?

Levanto os ombros e sorrio toda vez.

O ditado "Fé é a crença naquilo que não se vê..." é repetido muitas vezes por aqui, mas EU AINDA NÃO ESTOU PRONTA para compreender isto.

Eu não preciso, necessariamente, de mais provas, mas preciso de mais respostas. Falam-me que tenho um terceiro olho, que eu preciso abri-lo. O que isso significa? No que isso vai dar? Meu irmão diz:

— Se você abri-lo, precisará estar pronta e se dedicar mais a essa vocação.

Assim como a Dona Maria[1], uma mulher de posses de Maceió que, há anos dedica sua vida trabalhando como médium para curar os doentes em UTIs. Sem vida social, tudo o que ela faz é trabalhar de graça como uma médium curandeira.

Estou comprometida com minha cura e a intenção de me amar mais, como muitos me disseram ultimamente que preciso fazer. Ainda não sei como posso ajudar mais aos outros usando *essa* mediunidade, que nem acho que tenho. Eu não a possuo, e nem mesmo entendo nada do assunto.

É isso o que tenho ouvido desde Omega, em Nova York, que sou uma intuitiva! Isso soa estranho para mim. Esta é a primeira vez que estou considerando que talvez, *TALVEZ*, possa ser uma. Eu li que todo mundo é médium (intuitivo), mas alguns são mais sensitivos. *Certo! Se todo mundo é, assim fica mais fácil aceitar que eu possa ser também.*

---

1 Mudança de nome para manter privacidade.

⌈ 16 de agosto de 2013 ⌋ - *Encontros significativos na Casa*

Meu irmão foi embora para Goiânia. Me junto à fila às 7h15. Gosto das instruções e palavras de uma irlandesa que se oferece para conduzir a primeira sala da corrente. Olhos fechados para o "trabalho", que dura quatro horas.

Às 11h30, tomo uma tigela de sopa de verduras doada pela Casa, sentada ao lado de uma linda jovem loira.
 – Eu te conheço, mas não sei de onde – ela me diz em inglês, com um grande sorriso.
 – Não, acho que não nos conhecemos – digo. – De onde você é?
 – Eu moro em Maui, Havaí, e você?
 – Gainesville, na Flórida.
 – Ah, eu tenho uma prima em Jacksonville, perto de Gainesville.
 – Sério? Minha filha mora lá.
 Daí eu tenho um *déjà vu*.
 – Agora me lembro! Eu te vi na fila de primeira vez, no salão principal. Você parecia muito ansiosa, nervosa, e eu, de longe, sorri para você e fiz sinal de positivo com os polegares. Você sorriu de volta mostrando alívio no rosto.
 – Ah, é – ela diz. – Agora eu me lembro. Muito obrigada. Eu sofro de ansiedade e estava muito nervosa. Minha mãe teve melanoma no olho há dez anos e agora o câncer voltou, espalhou-se pelo fígado e pulmões. Eles deram apenas alguns meses de vida para ela, e não existe opção de tratamento. Muitas pessoas falaram para ela vir ver o João de Deus, então juntamos todo o dinheiro que tínhamos e viemos.

Ficamos conversando por um tempo. Ela trabalha num resort e também como instrutora de surf em Maui. Kristie faz sinal dizendo que o dinheiro no meu bolso está quase caindo. Eu o coloco na bolsa. Quando nos despedimos, ela me passa seu e-mail e pede para que mantenhamos contato (o que fazemos até hoje). Desejo que ela e sua mãe fiquem bem e lhe dou vinte dólares.

– Isso é para uma sessão de cristal, para você e sua mãe.
– Não precisa – ela diz.
– Eu sei, mas eu quero.
Nos abraçamos e nos despedimos.

Mais tarde, nos encontramos e ela me conta que marcou as sessões na cama de cristal, e que sua mãe estava muito agradecida.

À tarde, fico no salão principal por um tempo e, no final da tarde, caminho até a cachoeira.

Durante o almoço, encontrei Fátima, uma brasileira de Uberaba, Minas Gerais. E também mãe e filha, russas, que moram em Nova York e falam português fluentemente.

Durante o jantar, sentamos juntas e conversamos. Parecia que já nos conhecíamos. A conversa flui naturalmente. Fátima já veio à Casa muitas vezes e tem conhecimento sobre o espiritismo. Depois, conversando no portão, ela me contou que costumava ser exatamente igual a mim: temerosa e reservada sobre sua habilidade natural como médium, daquelas que "enxergam" muita coisa. O futuro? O passado? *Humm. Médium? Eu? De jeito nenhum. Considero até um insulto aos que têm esta habilidade sugerir que a tenho também.*

[17 de agosto de 2013] – *Mais acontecimentos no dia de folga da Casa*

Nós quatro tomamos café da manhã juntas, e a Fátima nos passa mais informações sobre o espiritismo. Ela empresta livros e conta experiências pelas quais passou.

Eu faço uma sessão de cristal e tenho fortes sensações em minha testa e nariz. Também sinto como se houvesse uma faixa em volta do meu peito e, novamente, isso não faz nenhum sentido para mim. Depois me dizem que o chacra do meu coração está se abrindo. Mais *Humm!*

Nos jardins da Casa, um jovem me aborda. Ele anda com muita dificuldade, mas me disseram que ele é grosseiro quando oferecem ajuda. Ele me pede que eu escreva algo em inglês e me conta que passa a maior parte do tempo em casa e que aprendeu inglês com filmes. Esta é sua primeira visita à Casa e ele se sente bem.

Digo a ele que já o tinha visto por aqui.

– O que você achou de mim?

– Você parece infeliz – digo a ele.

– Isso mesmo, eu sou infeliz. Sinto que estou perdendo meu corpo.

Pergunto que doença ele tem.

– Eu não sei. Os médicos não encontram nada.

Eu digo:

– Você está se sentindo melhor aqui. Seja agradecido pelo que tem: visão, inteligência... e peça o que você precisa.

Uma mulher que está próxima concorda, acenando com a cabeça. Ela se aproxima mais e se apresenta como a mãe do rapazinho. Ele pergunta se pode tocar no meu cabelo e eu concordo. Nós posamos para uma foto e nos despedimos. O rapaz e sua mãe parecem felizes ao irem embora, voltando-se para trás mais uma vez, acenando pra mim.

Ainda no jardim da Casa, a menina loira do Havaí toca no meu ombro. Nós tiramos uma foto juntas e nos abraçamos, e ela prometeu me manter informada. (Sua mãe faleceu um ano depois da visita a Abadiânia.).

De volta à pousada, termino de fazer as malas para ir a Morrinhos com o meu irmão Duda e cunhada Lena.

[18 de agosto de 2013] – *Dia de visitar amigos e família*

Passamos um tempo visitando um primo e seu companheiro numa fazenda à beira de um rio adorável. Depois, seguimos para Goiânia. Foi tão bom ver e sentir o amor na casa cheia da Pa, irmã de minha cunhada. Eles são oito, incluindo o Du, que tem Síndrome de Down, e agora acomodam mais três convidados! À noite, a gente retorna para Abadiânia. Quando chego à Pousada São Miguel, o "meu gato" está esperando na entrada. Eu entro, medito, leio e vou dormir. Amo este lugar de tanta paz.

[19 de agosto de 2013] - *Entendendo o "hospital" espiritual*

Pelo que escuto e observo, agora entendo que os "procedimentos" que acontecem aqui na Casa não são necessariamente típicos de outros centros espíritas brasileiros. Há um ritmo próprio, provavelmente criado ao longo das décadas, por necessidade, com a chegada de tanta gente, muitos estrangeiros.

É, na verdade, confuso, para quem vem só, ou seja, sem grupo organizado. Muitos brasileiros chegam de outros estados, em ônibus, e imagino que deva ter alguém que lhes dê orientação. A maioria dos estrangeiros chega em grupos, com um guia, que orienta, traduz e conduz os integrantes. Mas os poucos que vêm de fora sozinhos, como eu, e os brasileiros que se aventuram a virem a sós, e sem guia, ficam totalmente confusos. Na minha opinião, as instruções dadas no salão principal não são suficientes, pois se referem principalmente às filas, mas há muito mais.

Assim, me pego percebendo quem parece confuso, oferecendo esclarecimento. Imagino que os brasileiros de classe social mais simples que vêm vestidos de roupas com cores, devem ficar sem entender ou, no mínimo, curiosos, com o fato de que pelo menos 95% das pessoas vestem-se de branco aqui.

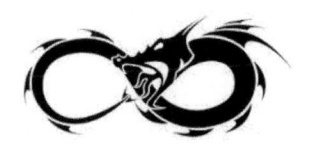

"O Universo está sempre falando conosco, nos enviando pequenas mensagens, causando coincidências, nos dizendo para parar, olhar em volta e acreditar em algo mais."

Nancy Thayer

UM ENCONTRO INACREDITÁVEL COM UMA CLARIVIDENTE E UMA NOITE ASSUSTADORA

O café da manhã é às 8 horas com minhas novas amigas russas. Conversamos em português, para que elas possam praticar. Depois vou para a Casa, para uma sessão de cama de cristal. É relaxante. Ainda sinto uma forte sensação entre os meus olhos, mas isso já não me importa, eu me sinto ótima sob os cristais.

No almoço, cumprimento um senhor alto que acaba de chegar na pousada, e pergunto se ele é americano.

– Canadense – ele responde.

Volto para a varanda, onde estou dividindo uma mesinha com as russas. Daí vejo o senhor canadense indo em direção a outra mesinha ao lado da nossa, onde se encontra uma senhora. Nós cinco nos apresentamos e eu pergunto se é a primeira vez deles aqui.

– Esta é a décima segunda vez! Desde 2009.

Marina, Marisha e eu indagamos ao mesmo tempo, sem acreditar:
– Doze vezes?

Nós conhecemos pessoas que vieram três, quatro e até seis vezes, mas doze!

Pergunto o que os fizeram voltar tantas vezes. Ele conta que, da penúltima vez, o João de Deus o havia operado, fisicamente. Daí ele faz um gesto com uma mão, como se tirando algo do topo da cabeça, enquanto dizia:
– A Entidade retirou quatro tumores do tamanho de ervilhas!
Nós perguntamos se doeu, se foi mesmo sem anestesia. Ele disse:
– Não, não doeu nada. – E acrescentou que tinha fotos para provar.
Marisha, imediatamente, pediu para vê-las. O senhor levanta-se e vai até o quarto para buscá-las. Enquanto isso, sua esposa diz:
– Eu já sabia que ele tinha estes quatro tumores, pois sou clarividente, mas o Warren queria vir e operar aqui.
O senhor retorna com um envelope com fotos e as traz para nossa mesa.
Nossa!!! O semblante dele nas fotos está sereno, mesmo quando a cabeça está sendo cortada, quando os tumores estão sendo retirados com uma pinça, e mesmo quando a cabeça está sendo ponteada! E os olhos do João de Deus estão fechados enquanto está cortando, e também dando pontos na cabeça do Warren. Uau! Como pode?
Nós três estávamos impressionadas, e lógico que perguntamos várias vezes se não tinha doído, e a resposta era a mesma:
– NÃO!
Uau!
Foi então que uma de nós perguntou à senhora, se ela não queria se juntar a nós. Ela vem em silêncio, para na quina da mesa, se vira para a Marina e diz:
– Eu posso ver o bebê que foi natimorto.
– Eu nunca perdi um bebê – Marina responde surpresa.
Sylvia, ainda de pé, diz firmemente:
– Alguém próxima a você perdeu.
Marina reafirma:
– Eu não conheço ninguém que perdeu um bebê.
Sylvia olha para o espaço entre mim e Marina, enquanto diz:
– Ele está aqui. Eu posso vê-lo. É um menino.
Com uma voz baixinha, arrisco dizer:

– Eu tive um bebê natimorto com oito meses. Um menino.
– Ele quer que eu fale que ele te ama muito e que ele esperou até você estar pronta para passar para o outro plano. Agora chegou a hora de ele ir embora – diz a mulher, ainda de pé, agora olhando em meus olhos.

Eu fico pasmada. Marina segura minha mão, notando que estou pálida e em choque. Sylvia anda em volta da mesinha, para ao meu lado e acrescenta com um sorriso:

– Ele também quer que você saiba que ele sempre sentiu o seu amor, e que ficou muito feliz que você adotou o cachorrinho que ele queria que você adotasse. Ele adora brincar com ele.

O quê? Como essa senhora sabe que eu adotei um cachorrinho, que calhou de ser um macho? Como? Como sabe que perdi um filho? Que era menino? Como? Como? Lembro-me de que penso com frequência no Bruno, meu filho anjinho, quando brinco com o Ziggy, meu cãozinho. Tudo é tão incrédulo! Estou chocada. *Acabei de conhecer essa mulher, não contei absolutamente NADA para NINGUÉM sobre a perda do meu filho ou sobre meu cachorrinho. Como ela pode saber? Como?* As lágrimas rolaram pela minha face. As palavras sumiram. *Como?*

Foi difícil superar esse episódio.

No final do dia, depois do jantar, vou dar um passeio com a Marisha. Ela também continua admirada com o que aconteceu com a clarividente durante o almoço.

Conto para ela como perdi meu primeiro filho, inesperadamente, aos oito meses de uma gravidez saudável, inclusive que sonhei vendo um corpinho em forma da luz saindo da minha barriga, na noite em que Bruno faleceu dentro de mim.

Depois contei que tenho uma pequena ONG para ajudar crianças carentes e enfermas e que, quando estava em Bali para ajudar o Komang, um homem, que poderia me ajudar a conseguir os medicamentos para o menininho, também adivinhou que eu tivera um filho natimorto e disse que eu não o deixava ir, mas que precisava fazê-lo. Falei também que o tal guru disse, enquanto fazia gestos com as mãos na área do abdômen e peito, que eu tinha problema médico. Eu disse que não e ele afirmou que eu tinha, mas não sabia ainda.

Isso aconteceu apesar de não conhecê-lo e ele não saber NADA sobre mim, em terras distantes, no outro lado do mundo. Agora Sylvia, do Canadá, que também não sabe nada sobre mim (ou assim pensava eu). Os dois vendo e falando pelo Bruno, meu bebê que se foi fisicamente há mais de vinte anos.

Lembro-me de quando espalhei as cinzas do Bruno no Epcot Center, após as palavras do Toni, pensando que esse ato era a "superação", que era o ato de "deixá-lo ir". Mas Sylvia diz que ele vai só agora, porque EU estou pronta. Tanta coisa para entrar na minha cabeça, para processar. *Como é que estranhos, de outras partes do mundo, podem saber do Bruno e vê-lo? Como?* Indago-me, mas já percebo que a resposta não virá da minha mente analítica. *Mas de onde, então?* Não sei, e estou começando a acreditar que não tenho muita escolha, e preciso aceitar todos esses acontecimentos, não como surreais, mas como, de fato, reais.

Vou para cama às 21h30. Coloco um aplicativo de relaxamento, mas ele fica travando. Não faz sentido que o aplicativo que baixei não esteja funcionando, pois não precisa de internet. Tentei abrir links no YouTube, mas todos travam também, mesmo com um forte sinal de wi-fi. Então desisto e vou dormir.

No meio da noite, acordo com meu próprio grito. Abro os olhos e me vejo bem na beirada da cama, de barriga para baixo, tocando parte da cama, mas com minha cabeça e meus pés suspensos, fora do colchão. Meu braço esquerdo está pendurado para fora da cama, e o meu braço direito está paralisado do meu lado. Tento me mexer, mas não consigo. Estou paralisada! É muito assustador. Não estou sonhando. Tenho certeza disso. *O que está acontecendo? O quê?*

De repente, consigo me mexer e saio da beirada da cama. Estou com medo, confusa. Olho para o relógio e são 2h35. Não consigo dormir o resto da noite. Que coisa esquisita! Mal posso esperar até o amanhecer para poder sair deste quarto.

[20 de agosto de 2013] - *Outro dia vivido em Abadiânia*

Finalmente, amanhece e vou tomar o café da manhã. Conto o que aconteceu, esperando ouvir que foi apenas um sonho ou algo do tipo. Ao invés disso, escuto:
— Nossa! Você teve uma experiência de sair do corpo. Sim, você não podia se mexer porque seu espírito não estava no seu corpo. Foi entre 2 e 4 horas?
Eu confirmo com a cabeça.
— É quando os espíritos estão atuando, fazendo seus trabalhos. O João de Deus acorda todos os dias às 2 horas.
O quê? Isto tudo é tão novo para mim, ainda estou desorientada e com medo.
— Nada a temer — Sylvia diz.

Meus amigos russos e austríacos me encontram às 8h30 na Casa para ajudar a preparar as verduras para a sopa que a cozinha da Casa serve a todos gratuitamente. Isso mantém minha mente desligada dos acontecimentos bizarros das últimas horas.

Mais tarde, andamos uns trinta minutos para o outro lado da cidade, onde os cidadãos locais vivem, e onde a Casa tem uma cozinha pública para eles. O lugar é impecável. Além das 1.500 tigelas de sopa que são servidas diariamente, picolés de frutas caseiras também são servidos de graça. No andar de cima, há um centro de doação de roupas e material escolar para abastecimento. O centro da sopa/doação é sustentado pela Casa.

Os visitantes da Casa fazem doações que são nitidamente organizadas e distribuídas uma vez por semana. Vestidos e roupas mais elegantes ficam penduradas em uma arara. Essas roupas de ocasião são emprestadas, e não dadas. No andar de cima, também tem uma sala de meditação/reunião.

Alguém me disse que a casa de João de Deus fica perto do prédio azul de distribuição, e que ele faz visitas com frequência. Às sextas, é o Dia do Idoso. Tem baile e João de Deus até joga dinheiro para cima, para quem quiser pegar. Há fotos nas paredes, inclusive de pessoas famosas.

Passeamos pelas lojinhas e voltamos para a pousada bem na hora do almoço.

Às 15 horas, é hora do canto com acompanhamento de violões. Adoro essa hora de atividade semanal! Depois, fui convidada para visitar uma casa maravilhosa, que fica em frente à Casa, e pertence ao Glenn, um russo que trabalha em centro cirúrgico em Nova Jersey. A vista é incrível, e a hospitalidade também. Nós cinco batemos papo enquanto nos deliciamos com melancia docinha. Às 18 horas, mais um jantar nutritivo na pousada. E assim termina mais um dia gratificante e de aprendizados em Abadiânia.

[21 de agosto de 2013] - *Finalmente tranquila com "tudo isso"*

Levanto-me às 6 horas, e às 6h45 dirijo-me à Casa. Entro na fila da corrente, que já está formada. Muitos levam travesseiros para ficar mais confortável durante as muitas horas de meditação. Uma mulher de Boston está atrás de mim. Ela conta que não está doente, mas que ouviu falar do João de Deus e sentiu que deveria vir.

Já na sala da corrente, de repente escuto a voz do João de Deus:
– Seu pai precisa de ajuda. Quanto a você, eu já fiz tudo o que podia.

Com os olhos fechados, vejo vultos brancos vindo em minha direção. Lindas formas. Penso no Bruno, meu filho.

Por volta das 11h40, entro na fila da cozinha e desfruto de uma tigela de sopa como lanche. Às 12h30, almoço. Sim, consumo muita comida aqui, mas principalmente pratos com comidas frescas e nutritivas feitas com verduras e legumes orgânicos.

Às 17 horas, faço outra sessão de cristal de vinte minutos na sala 11. Primeiro, não vejo nada, depois vejo apenas um único olho. Ele me encara bem aberto. É castanho-claro. Parece um olho mais jovem do que vários olhos velhos, a maioria um pouco fechada, que tenho visto durante as últimas três semanas e meia, enquanto estou meditando.

De repente, penso, sinto e sei, no meu coração, que são os olhos do Bruno. Meu bebê. As lágrimas rolam pelo meu rosto enquanto me recordo dizendo e escrevendo anos atrás, que nunca tinha visto seus olhos, já que ele nasceu morto e seus olhos estavam fechados. Agora vejo seus lindos olhos castanhos bem claros. Estou chorando de felicidade. Um pouco depois, sinto a área do meu terceiro olho pressionando levemente, diferente das outras vezes. Mais tarde, penso: os olhos do meu cachorrinho recebem muito elogios por serem cor de mel. Mesma cor! *Hum... mais uma vez?*

Às 17h30, conto sobre a sessão para a Marisha e a Marina, e pegamos um táxi até a cachoeira. Novamente, faço uma pequena cerimônia na entrada, um círculo com uma mão dando e com a outra, recebendo. Na primeira ponte, deixo o passado, na segunda, o presente e, na terceira, vejo o futuro. Debaixo da água muito fria e purificadora da pequena cachoeira, visualizo receber luz, energia, saúde, esperança, felicidade e purificação de negatividade; ao sair de debaixo da água, visualizo oferecer luz, esperança e positividade. Repito este simples ritual mais uma vez.

Depois de ajudar Marina a entrar na cachoeira, pois ela não consegue enxergar sem seus óculos, nós voltamos caminhando. Sentimo-nos revigoradas, e não congeladas, apesar de a água estar supergelada e do sol alaranjado já estar se pondo lindamente atrás dos montes. Em silêncio, agradeço ao Universo por mais um momento sublime.

[22 de agosto de 2013] - *Um dia leve e feliz*

Dormi bem nas duas últimas noites. Depois do café da manhã, vou à cama de cristal para uma sessão dupla de quarenta minutos. Deito-me debaixo das luzes coloridas cintilantes, cada uma com um cristal translúcido. Começo a respirar muito rápido e profundamente.

Toda a área do meu peito começa a ficar muito quente, como se tivesse uma bolsa de água quente por cima.

Agora já sei que a área corresponde ao chacra do coração. Depois de um tempo, vejo um olho castanho. Sorrio ainda surpresa com o intenso calor na região do coração.

Consigo ouvir os passarinhos cantando do lado de fora, e a cor vermelha toma conta de toda minha visão, com os olhos fechados. Apenas por um segundo, tenho a sensação de *ver* um braço estendido segurando uma arma! É estranho, mas já não perco tempo analisando *visões* que não compreendo.

A corrente dura quatro horas. Surpreendentemente, meus ombros e pescoço não me incomodam, permanecendo relaxados. *Vejo* alguns olhos e rostos, como se desfilassem diante dos meus olhos fechados. Sinto calor na palma das mãos. Tudo isso agora parece *normal*.

Ao final de cada corrente de doação, temos a oportunidade de receber energia e orações. Saindo leve mais uma vez, caminho à cachoeira. A cerimônia diante das três pontes, a água gelada e purificadora... tudo parece tão certo e como deve ser. É tudo muito revigorante, como uma bênção espiritual. Caminho de volta subindo vagarosamente pela estrada de terra vermelha, em silêncio, sentindo-me tão leve e em paz. O sol se põe atrás das montanhas. Lindo! Sinto-me envolta no momento, em estado meditativo. Desejo o mesmo para todos, e chego à pousada quando o jantar está sendo servido.

[23 de agosto de 2013] - *Último dia em Abadiânia*

Hoje é meu último dia em Abadiânia. Depois do café da manhã com a Marina e a Marisha, às 6h55, vou para a fila da corrente na Casa, que já está longa às 7h15. Ela dura cerca de quatro horas e meia. A primeira sala da corrente está cheia de estrangeiros, em sua maioria.

Almoço, faço uma sessão de cristal e volto ao hall principal às

13h15. Sento-me de frente, bem próximo a uma família brasileira do estado do Mato Grosso. É a primeira vez deles. Eles estão confusos, sem saber ao certo o que fazer, e impressionados com o número de estrangeiros. Eu os oriento.

A sessão começa com atraso, o que é raro.

Passo por um café com internet, perto da minha pousada. Um americano alto, com mais ou menos 70 anos, está irritado porque não consegue fechar ou salvar uma foto que ele diz ter tirado há duas semanas. Foi tirada dentro da sala para onde vão as pessoas que fizeram cirurgia "física". Mostra algumas pessoas deitadas nas camas, algumas pessoas (voluntárias) cuidando delas, e outras com imagens desbotadas dos seus corpos: conta-me que são os espíritos que estavam presentes. Eu peço e recebo uma cópia da foto. *Vou perguntar à minha irmã, que é fotógrafa, se parece real. Eu tenho que perguntar.*

A mesa de jantar da pousada está cheia, e outros cinco russos se juntam a nós. É um momento animado. Quatro moram nos Estados Unidos, e um mora na Escandinávia. A mulher, uma engenheira, conta uma história interessante, até engraçada, sobre duas amigas dela que vieram para Abadiânia. Uma delas queria vir por causa da sua visão. Ela era uma ex-ciclista profissional que teve que se aposentar por causa da vista deteriorada, devido a uma doença rara. A amiga dela era cética, sarcástica em relação a toda essa coisa espírita, mas decidiu vir junto. Recentemente, ela vinha sentindo dores abdominais. As duas fizeram cirurgia espiritual, e a ciclista insistiu em seguir todos os protocolos, como pegar um táxi até a pousada após a cirurgia e ficar na cama por 24 horas. Ela disse que melhorou de um dia para o outro. A que era cética saiu da Casa, dizendo que não sentiu nada, e zombou de tudo.

Entretanto, na manhã seguinte, a cética entrou em pânico quando viu suas pernas extremamente inchadas e ela estava com falta de ar. Mal podia andar. Então suspeitou que, provavelmente, *tinham* operado seu coração, e não o abdômen, já que ela teve uma doença coronária quando criança.

Ela seguiu os protocolos deste ponto em diante e, na fila da revisão, diante da Entidade, mal podia andar ou ficar de pé. A alguns passos da Entidade, sentiu uma carga de energia sobre ela e, de repente, se sentiu bem. Ela gritou de felicidade, fazendo uma cena.

Ao seguirem para o aeroporto (elas ficaram apenas uma semana em Abadiânia), a cética disse que estava se sentindo ótima, mas a outra estava decepcionada, pois sua visão havia piorado de novo, e estava muito enfraquecida.

No aeroporto, na máquina de raio-X, disseram que a garrafa de 2 litros (com água benta) não podia ser levada. Ela fez um drama, mas não adiantou. Não era permitido passar com a garrafa, e ela se recusou a deixá-la. Como estava segurando a fila, ela decidiu beber toda a água, e a derramou sobre si enquanto bebia. Quando terminou, ela passou pelo portão de segurança e percebeu que estava enxergando claramente de novo. Isso aconteceu há uns dois anos e ainda ela está enxergando bem, de acordo com a russa que contou a história.

Outra pessoa conta uma história parecida. A Entidade estava fazendo uma cirurgia física no palco, vira para o público e aponta para um homem russo.

"Você é médico. Venha ficar ao meu lado."

O doutor, surpreso, vai até o palco, fica parado de onde ele podia ver a pessoa sendo operada, um pouco atrás do médium. Ele observa o corpo do voluntário sendo cortado. Quando a Entidade começa a dar pontos na incisão, o doutor pensa:

"Não é assim que dou pontos. Está errado."

A Entidade se vira imediatamente e diz:

"Há alguns anos, eu costumava dar pontos como você dá. Deste jeito é melhor."

O doutor fica chocado, assustado, porque a Entidade leu sua mente. Além do mais, o paciente quase não sangrou, e parecia não sentir desconforto nenhum.

Histórias deste tipo são comuns por aqui, e são contadas pelos próprios "pacientes" ou pessoas que testemunharam ou que conhecem alguém que recebeu um milagre: curas espontâneas e desaparecimento de tumores, pacientes com Aids que sobrevivem por décadas, pessoas deixando suas cadeiras de roda.

Alguns não são completamente curados, mas expressam felicidade com a melhora de saúde e bem-estar, como meu novo amigo Henrique. Ele é um homem de 60 anos com muitos problemas de saúde, inclusive insuficiência renal crônica, e anda com ajuda de um andador. Ele me contou que esteve aqui há dois anos, melhorou bastante e voltou para São Paulo. Piorou novamente e voltou para Abadiânia há nove meses e, desde então, tem chamado-a de seu lar.

– Por que ainda estou aqui? Eu me sinto melhor aqui. Por que deveria ir embora? – ele me diz com um sorriso.

Sua linda enteada está aqui para receber uma bênção antes de se mudar para a Austrália. A mãe dela, esposa dele, já faleceu.

Warren chega à sala de jantar e me diz que Sylvia, a clarividente, gostaria de se despedir de mim, mas não pode sair do quarto. Então vou até lá. Ela diz que está muito feliz em me ver, e que "o Bruno esteve aqui, vestido de marinheiro, dando tchau. Ele está bem e feliz. Parece mais velho". Uma lágrima, mas não de tristeza, rola pelo meu rosto. Como ele, eu também estou bem. Sylvia pergunta se vou manter contato. Respondo que sim e nos abraçamos, desejando tudo de bom uma a outra.

[23 de agosto de 2013] – *Nossa! Estou indo embora de Abadiânia num dia 23!*

Este é o meu último dia em Abadiânia, mas já comprei uma passagem para voltar daqui a trinta e oito dias, então não estou triste, apenas consciente de que vou sentir saudades dos amigos que não estarão mais aqui. Mas essa é a essência deste lugar: milhares de pessoas vêm e vão toda semana. Despeço-me da "família" russa, como Glenn nos chamava, do Marco, da Karla e do Enrique. Às 23 horas, Marina e Marisha vêm ao meu quarto e me ajudam a carregar as malas até o táxi, e um lindo cristal branco que estou levando. O gato "esperou" por mim na entrada. Despedimo-nos, nós quatro, incluindo o gato. Havíamos nos tornado um time, uma família. À 1h15, estou no aeroporto de Brasília para o voo que me levará pra casa... ou outra casa.

[24 de agosto de 2013] – *Outro companheiro de assento ligado a Gainesville*

Cerca de quarenta e cinco minutos antes do pouso, o senhor ao meu lado elogia meus óculos de leitura, dizendo também que sua esposa é oftalmologista. Falo que acabei de receber uma mensagem para ligar para o meu oftalmologista. Ele está vindo do Paraguai, mora em Washington, e está a caminho de Orlando para visitar a filha, que se mudou para lá há um ano. Ela é enfermeira, trabalha na área de oncologia! Eu conto rapidamente que, ultimamente, tenho estado cercada de oncologistas.

Ele pergunta se moro em Orlando.

– Não, em Gainesville, umas duas horas ao norte.

Ele diz:

– Ah, eu nasci em Gainesville e me formei lá.

– Não diga – eu falo.

Não acredito! Outro voo e eu sentada com uma pessoa de Gainesville. Essas "coincidências" são todas bem estranhas. Ele é a quinta pessoa, recentemente, que senta ao meu lado em avião, da Ásia às Américas, que morou em Gainesville, uma cidade de cem mil habitantes.

A gente continua conversando sobre a moto dele, família, viagens, e acredite, até sobre "meus gatos."

Uns dias depois, ele me escreve dizendo que curtiu nossa conversa, me deseja boa saúde e espera, um dia, poder passar por Gainesville de moto.

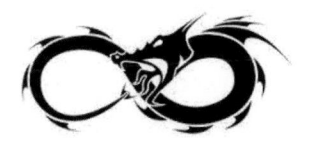

"Eu preciso estar disposto a desistir do que sou para me tornar o que serei."

Albert Einstein

DE VOLTA PARA CASA, NO COMEÇO NÃO É FÁCIL

De volta em casa, mas sinto falta da *vibe*, a energia de Abadiânia. Era tão mais fácil estar cercada por pessoas que "entendiam" o que estou só começando a compreender sobre a verdadeira cura, vida e morte.

Os poucos amigos que sabem que estive no Brasil estão curiosos para saber como foi. Dou um resumo de como é por lá e mostro fotos, mas, para entender Abadiânia completamente, é preciso estar lá, ver e sentir tudo.

Para minha feliz surpresa, Yannick, meu filho de 17 anos, foi o mais solidário e o mais interessado em meus relatos sobre a Casa. A princípio, John me ouviu, mas sem se interessar de verdade. Amanda tentou ser aberta e solidária, mas não parecia muito ligada ao assunto, demonstrando uma atitude tipo "que bom que você achou proveitoso, mas isso não é para mim". Então me sinto sozinha nessa nova trajetória, pelo menos em casa.

Cinco dias depois do meu retorno, pego uma virose estomacal, com enjoo e fraqueza. Dura quatro dias. Fica muito difícil relaxar. Em um dos dias, eu me acabo de chorar. Não consigo parar de soluçar. Sinto-me sobrecarregada. É muito estranho depois de estar tão regozijada há apenas alguns dias. Sinto-me perdida por algumas horas. Mas, graças a Deus, finalmente chega o dia em que sinto estar de volta a mim mesma, e fico agradecida. Amém!

[31 de agosto de 2013] - *Outra amiga diagnosticada com câncer*

Recebo uma mensagem inesperada de uma amiga que fez faculdade comigo na Universidade da Califórnia, Davis, há uns vinte e oito anos. Ela queria voltar a entrar em contato depois de tantos anos. Respondi dizendo que estava trabalhando menos devido a um diagnóstico de câncer. Para minha grande surpresa, recebo esta notícia:

"Lamento saber do seu diagnóstico de câncer! Recentemente, também fui diagnosticada com câncer de pulmão de células não pequenas. Eu te adicionei no meu grupo privado no Facebook, para que você possa ver as minhas postagens. Como pode, nós duas com câncer??? Estou ansiosa para saber sobre sua vida e viagens – parece tão emocionante! Nos falamos em breve. Beijos e abraços, Melissa."

Como pode ser que nós duas estejamos com câncer? A Melissa também é nutricionista, magra, esportista, mãe de dois filhos, ama a vida e os animais. Ah, vida. Ah, universo. O que vocês têm guardado, escondido, para nós? Meu querido Chester, Melissa e eu, os três com câncer! Por quê? Que lições temos que aprender?

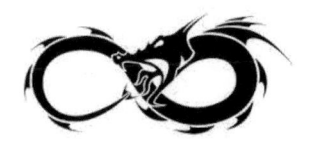

"Amar a si mesmo não significa que você é egoísta ou narcisista, ou que despreza os outros. Pelo contrário, significa que você acolhe..."

Margo Anand

CONTINUANDO A APRENDER COMO CURAR AS CAUSAS ESPIRITUAIS DA DOENÇA

Não tenho dúvidas de que o tratamento de câncer, e tantas outras doenças crônicas, requer uma abordagem holística. No momento, não tenho nenhuma doença ativa que os médicos possam detectar ou tratar, mas minha mente e meu coração ainda precisam de cuidados.

Tenho trabalhado para alcançar um verdadeiro estado de relaxamento, ainda precisando de orientação, contando com o YouTube e aplicativos de meditações guiadas. Finalmente, procuro no Google sobre o dr. Wayne Dyer, como me sugeriram no Omega, e também foi mencionado na Casa como uma das pessoas curadas de Leucemia por meio de cirurgia espiritual das Entidades da Casa. No YouTube, vejo que sua filosofia se encaixa com as minhas necessidades e gosto como ele *vai direto ao ponto* facilmente. Ele resume, de forma simples, o que tenho escutado, lido e presenciado nos últimos dois meses, e também observado através do Budismo (fiz um mochilão por todos os países budistas himalaios).

Agora está na hora de pesquisar sobre Louise Hay, também por recomendação. Cada palavra dela sobre cura e câncer soa como uma melodia que estou aprendendo a cantar. É muito útil! Agora tenho um grupo de "gurus da cura" com quem aprender e ser orientada.

Tenho mantido contato com muitos amigos da Casa. A Cree descobriu, pelo endereço no fim do meu e-mail, que sou uma educadora em diabetes, e me contou que tem diabetes. Nos reconectamos com força total. Nós já temos o "Ai, meu Deus! Eu acabei de pensar em entrar em contato com você", sempre que uma manda mensagem para a outra.

A Cree levou a passiflora da Casa para meu amigo Chester, que continua em tratamento, em Houston, do tumor pancreático. Eles formaram um vínculo imediato, o que me deixa muito feliz. Como sinto falta do meu amigo Chester!

[4 de setembro de 2013] - *Insônia e mais regressões*

São 3 horas da manhã e ainda não consegui pegar no sono. Não tenho insônia assim há muito tempo. Sei que não é saudável para o corpo, que ele precisa descansar. Fico rolando na cama durante muito tempo e, finalmente, decido fazer minha própria regressão, com o objetivo de adormecer.

Passo por uma porta, mesmo antes de a voz do dr. Weiss terminar a orientação. Já estou "vendo" quem está lá. Olho para os meus pés, e estou sem sapatos. São os pés e mãos de uma mulher jovem; os pés estão um pouco sujos. Minha saia é do mesmo estilo de uma regressão anterior, mas, imediatamente, começo a correr, tentando desesperadamente escapar de animais ou homens.

Logo, percebo que estou correndo de cães de caça e de homens barbados. Sou jogada no chão. Por quê? Estou cansada, com medo e, caída, sou estuprada pelo homem com uma barba negra espessa.

Quando o dr. Weiss diz para ir para outra cena, estou numa cabana velha de madeira escura. É pequenina e isolada. Estou estressada, segurando e tentando acalmar minha filhinha. Ela tem poucos meses de idade, está vestindo uma touca de bebê branca que tem um laço debaixo do queixo. Ela está chorando sem parar. Está doente? Não sei. Estou cansada. Sei que um homem mais velho vem de vez em quando para trazer comida e outros suprimentos.

Nesta regressão, tenho entre 21 e 23 anos de idade. Não sei por que moro sozinha e isolada. Vergonha? Expulsa da vila? Não sei. Depois, estou do lado de fora, cortando lenha. É esgotante. Meus ombros doem, minhas costas, principalmente do lado direito (*humm, é onde sinto tensão, dor e preciso de massagem*).

A próxima coisa que sei é que é outro dia. Como sou conduzida para o fim daquela vida, vejo meu corpo debaixo de um galho de árvore grande e grosso. Aparentemente, caiu sobre as minhas costas. Eu morro. Imediatamente, vejo meu corpo deitado, imóvel, antes mesmo de o dr. Weiss me guiar. Meu corpo está um pouco mais velho. Usando o mesmo chapéu, sentada no chão, perto do meu corpo morto, está a minha menininha. Eu vejo o rapaz, agora um pouco mais velho, que se aproxima do meu corpo, me vê morta, acaricia meu cabelo e vai cuidar da bebê. Ele a pega. Não é o pai dela. É o homem que me salvou depois que quase me afoguei no rio, como vi em outra regressão. Ele me amou em silêncio, e eu sabia. Mas não podia estar com ninguém, apenas sozinha. A vida é dura comigo. O dr. Weiss fala para observar se alguém – um anjo, luz, um observador, está comigo, acima do chão. É uma mulher jovem. Não a conheço. Eu digo que não posso morrer ainda por causa da bebê. Ela fala que a bebê vai ser cuidada pelo jovem rapaz, em quem eu confiava. Mas parte meu coração deixá-la. Ela diz que é minha hora e que já passei por muita dificuldade e tristeza.

A sessão termina. Ainda estou acordada e não entendo o que aconteceu. Caí no rio ou tentei cometer suicídio? Como terminei esta regressão com o meu avô? Tenho que descobrir e decido fazer outra regressão para ver se consigo descobrir. São 2h30 da manhã. Isso tudo é tão estranho, eu sei, mas quero entender mesmo assim.

Começo de novo:

Olho para meus pés e são de uma menina pequena de uns 5 anos de idade. Os sapatos são lindos, novos e caros. Começo a andar, segurando a mão da minha mãe. Meu vestido de cores escuras é lindo. Tenho um chapéu amarrado debaixo do queixo. Minha mãe é elegante, esbelta e alta. Estamos numa cidade. Eu acho que é Londres. Chegamos a uma praça cheia de gente. Aproximando-nos de uma carruagem com um cavalo, minha mãe diz ao homem vestido de preto (ele é um pouco mais velho, tem uma barriga inchada, uma barba branca e usa um chapéu alto preto) que nós só vamos dar uma volta. Nós duas sentamos no assento atrás do homem, lado a lado. Minha mãe está sentada ao meu lado esquerdo. À medida que começamos a andar, um carro preto, um daqueles primeiros modelos, pequeno e estreito, perde o controle e vem diretamente em nossa direção. Ele bate no lado da minha mãe. Ela cai. As pessoas se aproximam. Ela está morta.

A voz do dr. Weiss me guia para outra cena. Há tristeza, tumulto. Estou numa casa grande, luxuosa. É a minha casa. Meu pai é magro, elegante, perturbado. Ele está andando, segurando um copo de uísque. Bebe muito, todos os dias. Meu avô está lá. É o pai da minha mãe. Ele e meu pai estão tendo uma conversa séria. Ele diz ao meu pai que ele me despreza, e que eu não deveria crescer sem amor, atenção e carinho. Pede, implora para me levar com ele para sua humilde casa, numa vila, prometendo que vai tomar conta de mim muito bem, me amar, embora não possa me proporcionar luxo. Meu pai não diz nada. Está de pé, com uma mão no bolso e a outra segurando sua bebida. Estou espiando do corredor; quero ir com meu avô. Sinto-me sozinha e com medo nesta casa sem a minha mãe. Meu pai pensa por bastante tempo e, em seguida, diz: "Vai, leve-a. Eu não tenho nada para dar a ela, de qualquer maneira. Leve-a agora". Ele nem sequer olha para o meu avô enquanto diz essas palavras. Não sei se ele me culpa pela morte da minha mãe. Mas ele era distante, mesmo antes. Mal falava com ela ou comigo. Nos apresentava nas festas e, em seguida, ia beber e conversar com as pessoas abastadas. Ele não me disse adeus. A empregada arrumou minha malinha. Escolhi algumas peças de roupa. O vovô segurava minha mão enquanto entrávamos no carro preto e fomos à estação de trem.

Quando o dr. Weiss diz para ir para o fim dessa vida, há um vazio. Mas, tudo bem, pois já vi o meu fim.

[10 de setembro de 2013] - *Regressão individualmente guiada em Casa*

Algumas vezes, quando estou meditando – ou fazendo regressão meditativa –, vejo uma menina, com uns 6 a 9 anos de idade, chegando ao Mosteiro Ganden, no Tibet. É uma construção maravilhosa, aninhada no topo de uma montanha alta do Himalaia. Já estive lá três vezes e, geralmente, quando estou fazendo meu relaxamento, me vejo por trás da construção majestosa, junto às bandeirinhas coloridas de oração tibetana, com vista para o vasto vale. Vejo a garota chegando, vestindo uma roupa marrom tibetana suja, cabelo desfeito e, em seguida, nada mais. Será que eu sou ela? Não sei. Será que é minha imaginação? Não sei.

A última vez que trabalhei em meu consultório, em meados de julho, antes de ver o dr. Weiss, meu último paciente era um homem que eu vinha aconselhando nos últimos dois anos. Ele sempre vinha com sua esposa proativa que fazia muitas perguntas. Anteriormente, eles haviam me contado que, enquanto ele esteve no hospital, o médico dissera que seu tumor renal era grave, e que ela deveria se preparar para o pior. Bem, mais tarde, eles determinaram que o tumor era benigno, e que o homem estava bem. Seguindo a dieta renal que prescrevi, suas taxas estão estáveis e eles levam uma vida normal. Conto a eles que fui diagnosticada com câncer. A esposa ficou com lágrimas nos olhos e me consolou, dizendo que era muito importante eu ser positiva, forte e esperançosa. Acabamos conversando por um tempo, e eu contei que, provavelmente, iria a um workshop do dr. Weiss (é muito raro eu contar coisas pessoais aos meus pacientes). A mulher disse imediatamente: "Ai, meu Deus! Você tem que ir. Eu o conheci rapidamente em uma sessão de autógrafos. Também conduzo pessoas em regressões a vidas passadas".

Que extraordinário, não? Que coincidência! Ela me entregou seu cartão e pediu para conversar depois do workshop.

Alguns dias depois, recebi um cartão dela, e depois do seminário, nos falamos pelo telefone. Eu disse que o dr. Weiss falou para eu ir para o Brasil, para ver João de Deus, e que eu estava indo. Ela pediu para fazer uma regressão em mim depois que voltasse. Agora ela está no meu quarto azul, prestes a me guiar numa sessão de regressão a vidas passadas. Eu disse a ela que havia uma menina que eu tinha visto várias vezes na minha mente, na frente do Mosteiro de Ganden, mas isso era tudo. Não tenho nenhuma ideia de quem seja ela. Então, nos concentramos na vida dela.

Ao regredir, "vejo" que ela morava com sua mãe em uma pequena casa no vale. Sua mãe, antes de morrer, lhe disse para subir a montanha, para pedir ajuda no Mosteiro Ganden. Ela chega ao topo, cansada, após caminhar pela longa estrada sinuosa. Um velho monge a vê primeiro. O monge mais velho é muito bondoso comigo (com ela). Deram-me um pequeno quarto com uma cama estreita. Está escuro, mas há uma pequena janela e um lampião de manteiga de iaque. Sinto-me segura, mas sinto falta da minha mãe, e há uma profunda tristeza dentro do meu coração. Eu brincava atrás do mosteiro, onde as bandeirinhas coloridas de orações balançam com o vento, enviando orações para o céu e mais além. Eu mando orações para minha mãe.

Estive neste lugar três vezes nesta vida e, geralmente, me pego indo até lá durante a meditação. Me imagino flutuando, suspensa no ar, dando ou recebendo luz que vem dos meus braços abertos. Eu também "venho" aqui durante as minhas tomografias. Eu me sinto em casa quando "voo" para cá. Eu nunca entendi o porquê.

O monge mais velho e outro monge me chamam para uma conversa. Eles me dizem que não posso ficar no mosteiro, porque eles são todos homens, mas eles conhecem um convento aonde as monjas me aceitarão; eles têm certeza disso.

Dois dias depois, nós três caminhamos por muito tempo, parando no acostamento da estrada para comer e beber chá de manteiga de iaque. O sol se põe quando chegamos. As freiras me aceitam. Cresci no convento. Ajudo com as tarefas. Sou muito bem tratada. Sou amada, e me sinto em casa. Mas não me torno uma monja. Eu conheço um rapaz da aldeia vizinha. Nós gostamos um do outro. Planejamos nos casar logo. Casamo-nos e estou feliz. Dou à luz a uma criança. Não me lembro de mais nada. Sou trazida de volta.

Queria saber por que tenho insônia crônica. Então, de novo, faço regressão.

Sou uma menina. Meu nome é Hope. Depois que minha mãe morreu, fui levada para viver com minha tia velha e rica, Ann-Marie. Não sei do meu pai. Minha tia é severa. Ela se certifica de que estou bem vestida e de que as empregadas cuidem de mim. Ela não fala muito comigo e, quando fala, é séria, autoritária e rígida. Nunca amorosa. Ela não é casada. Nunca se casou ou teve filhos. Dá grandes festas na casa, me obriga a me vestir e me apresenta aos convidados; depois vou para meu quarto.

Em outra cena, não consigo dormir. Eu grito. Paro de falar. Fico agitada, fisicamente, meus braços e pernas parecem se mover por conta própria. Eles se esticam como se fosse uma convulsão. Minha tia me manda para um hospital para pessoas que são "diferentes". À noite, eu grito. Eles são frios e distantes, menos uma enfermeira. Ela é muito bondosa e carinhosa comigo. Em seus dias de folga, ela vem se sentar comigo no jardim. Estou mais calma, mal grito. Ainda acordo no meio da noite, mas, na maioria das vezes, consigo voltar a dormir depois de desenhar. A enfermeira me dá lápis coloridos e um caderno.

Passados alguns anos, estou mais velha. Sou enviada a uma mansão, no interior. Minha tia Ann-Marie está lá. Ela está velha e doente. É a casa dela. Ainda não fala muito comigo, mas é mais dócil do que costumava ser. Ela se senta perto da lareira, com as pernas cobertas por uma manta macia, e lê ou apenas olha para o fogo. Ela me chama e manda eu me sentar na mesma sala. Não fala comigo, exceto alguns comentários sobre o tempo ou sobre um livro, mas nunca sobre meus desenhos. Eu gosto de desenhar e colorir. Isso me acalma.

Minha tia morre e deixa a mansão para mim. Minha única amiga, a enfermeira, às vezes, vem me visitar. Anos depois, quando morro em paz, ela está lá, ao meu lado.

Como nosso tempo juntas regredindo acaba, não posso evitar, e especulo: *Se isto não é real, não faz parte das minhas vidas passadas, então tenho mesmo uma imaginação muito interessante, fértil e criativa.*

[15 a 24 de setembro de 2013] - **Mudanças positivas acontecendo**

Já se passaram quase cinco meses desde o meu diagnóstico de LMS, e três semanas desde que voltei da Casa. Não tenho a mesma disposição para trabalhar. Reduzi de forma considerável minhas horas no consultório. Não tenho a mesma empatia com meus pacientes que vejo há anos e que ainda não se comprometeram a fazer mudanças no estilo de vida, que podem melhorar muito a saúde e bem-estar geral deles.

Estou determinada a me livrar dos pacientes que são cronicamente negativos e que não fazem nenhum esforço para mudar. Agora, nessa fase da minha vida, quando estou trabalhando tão duro para ser positiva e esperançosa, me sinto sobrecarregada e puxada para baixo quando estou cercada por energia negativa.

Os dois primeiros pacientes desta manhã são veteranos que se enquadram na categoria que acabei de descrever. Pergunto a eles o que esperam de mim profissionalmente e, a menos que estejam realmente prontos para colocar em prática as mudanças para ajudar a si mesmos, pediria que, neste estágio, desistissem das sessões comigo.

Surpreendentemente, eles dizem que estão, finalmente, prontos, que gostariam de uma chance para continuar. Dou dicas de vários aplicativos, livros e sites de relaxamento, autocapacitação e de meditação que me ajudaram. Assim prossegue nas semanas seguintes. Nenhum feedback negativo quando faço a proposta aos pacientes que foram resistentes a mudanças. *Humm! Interessante!*

Em casa, pinto duas paredes do meu escritório de azul, minha cor favorita. Doo a maior parte dos meus livros. Já foram lidos e só ocupam espaço. Podem ser úteis para outros. Transformo o espaço em meu pequeno santuário, onde posso meditar, fazer ioga, relaxar, ler... ser.

"*A intuição é uma sensação de saber como agir espontaneamente, sem precisar saber o porquê.*"

Sylvia Clare

CINCO MESES DE JORNADA COM O DRAGÃO & FECHANDO O CICLO COM O "PRIMEIRO GATO"

Hoje, 23 de setembro, é o aniversário de 23 anos da Amanda. Ela já é adulta e mora numa cidade a duas horas de distância. Nos falamos, mas ela não está aqui para celebrarmos juntas.

À noite, caminhando com minha vizinha, aquela que me falou primeiro sobre João de Deus, conto a ela sobre minhas experiências em Abadiânia. Quando descrevo sobre a vidente que se comunicou com meu filho Bruno, ela diz:

– Talvez seja hora de fazer uma cerimônia para ele.

Cerimônia? Que cerimônia? Vou para casa caminhando no escuro. Na prateleira de cima do meu armário, acho as coisinhas do Bruno que guardei durante todos esses anos. Viro as páginas do álbum da minha gravidez e do chá de bebê. Releio as palavras que escrevi, incluindo as de quando ele morreu. Seguro a roupinha que ele usou no hospital, enquanto eu abraçava seu corpinho mole, os olhinhos fechados, sem vida. Lembro-me de seus dedinhos frios; e da tristeza sentida quando eu disse: "Nunca vou poder ver seus olhos". Acaricio sua touquinha e meinhas. Depois apanho a caixinha de metal azul, onde guardei as cinzas dele até catorze meses atrás, quando as espalhei no *Epcot*, como prometi quando ele partiu (finalmente me libertei das cinzas depois que o guru em Bali me disse que viu meu filho e que eu tinha que deixá-lo ir embora). Aí, de repente, não acredito em meus olhos. Noto que a tampa da caixinha das cinzas tem o desenho de um gato caminhando alegremente sobre duas patas! Sorrio. Num instante, sinto que todos esses gatos que tenho visto estão conectados a este, ao meu filho Bruno. Sei que pode parecer estranho, para dizer o mínimo, mas decido confiar em meus instintos.

E com essa sensação de alegria irradiando do meu coração, apago as luzes. Noto que hoje é outro dia 23. Simplesmente sorrio e fecho os olhos, pensando no meu doce anjo e em todas as lições que aprendi recentemente.

"O perigo de se aventurar em águas desconhecidas não é nada comparado ao perigo de ficar em terra firme, esperando seu barco chegar."

Charles F. Glassman

VOLTANDO PARA ABADIÂNIA E PARA A CASA

A decisão de voltar para Abadiânia foi tomada em meados de agosto, durante minha primeira estadia por lá. Lá, senti tanta energia positiva e bem-estar, que sabia que planejar meu retorno era a coisa certa a se fazer. Vou para São Paulo e depois para Brasília. O taxista está me esperando no aeroporto.

[2 de outubro de 2013] - *Sinto-me em Casa*

Chego em Abadiânia às 2 horas da madrugada. "Meu" gato está no portão da frente da Pousada São Miguel. Já que todos ainda estão dormindo, vou para o quarto 15, o mesmo que fiquei em agosto. Sinto-me em casa imediatamente, mesmo que tanta coisa tenha acontecido desde então.

Às 6h30, depois de dormir apenas três horas, estou de pé e vestida com roupas brancas. Às 6h55, tomo café da manhã rapidamente e vou à Casa. A rua já está cheia de pessoas vestindo branco. Rapidamente, pego meu cartão de "segunda vez" e vou para o salão principal, sentando na frente. A rotina é confortavelmente familiar, assim como alguns rostos de voluntários.

Quando minha fila é chamada, chego mais perto do João de Deus. Meu coração bate rápido. Escrevi três coisas que quero em um pedaço de papel. Ele estende a mão esquerda, enquanto eu me ajoelho.
– Eu voltei dos Estados Unidos – digo.
– Como você está se sentindo?
– Muito bem. Só a insônia que é um problema.
– Eu quero que você traga os resultados dos seus exames – ele diz.
Digo-lhe que serão realizados em três semanas.
– Eu quero vê-los. Tome dois banhos de cristal.

Ele me dá uma receita de passiflora. Vou para a outra sala para receber uma bênção. Sinto-me leve e feliz. Parece que a Entidade não estava preocupada comigo, já que não recomendou a cirurgia espiritual, e isso deve ser bom. Sento-me com os olhos fechados, recebo a bênção, e depois vou tomar a sopa da Casa.

Agendo dois banhos de cristal. Enquanto estou deitada na cama, a tensão entre meus olhos começa novamente. Ela dura o tempo todo, mas, ainda assim, me sinto relaxada.

De volta à pousada, o almoço é excelente. Noto que há mais brasileiros aqui esta semana. Às 13h20, volto à Casa e me junto à corrente, que dura quatro horas e meia. Não vejo os olhos desfilando diante dos meus olhos fechados, como aconteceu muitas vezes antes. Também não sinto o calor intenso em minhas mãos. Sinto-me mais à vontade. À noite, conheço algumas mulheres na pousada. Elas são recém-chegadas e eu respondo muitas de suas perguntas. *Pareço ser veterana agora*, penso, sorrindo.

[3 de outubro de 2013] – **Voltar à Casa é como chegar em casa**

Chego às 7h15 na Casa e me junto a todos no salão principal. Vou até a entidade com a foto do meu amigo Chester. Ele pega a foto e diz:

– Essa eu vou guardar para "trabalho".
Fico preocupada. Isso é feito quando a situação é muito grave.

As atividades da Casa e em torno dela já me são familiares, mas alguma coisa mudou, e muito: já não analiso tudo. Não duvido; não acrescento mais "supostamente" a cada frase que descreve o que acontece aqui na Casa. Eu mergulho no processo, fazendo a minha parte, e recebo paz, esperança e alegria. A meditação e a oração acontecem sem esforço; naturalmente. O que tem de acontecer, acontece.

[4 de outubro de 2013] – *Deixando que minha intuição me guie*

Pretendia não fazer parte da corrente esta manhã, mas, quando estava sentada no corredor, sinto um impulso em ajudar na corrente. Então, me levanto e sigo para a sala de meditação.

À tarde, peço permissão para ir à cachoeira, que me é concedida.

Numa caminhada, conheço outra jovem da Irlanda. Ela diz que veio após assistir um programa sobre a Casa na TV irlandesa. Ela sofre de depressão, mas diz que aqui ela se sente ótima e, desta vez, planeja ficar mais tempo, escrevendo sua dissertação enquanto está aqui.

[5 de outubro de 2013] – *Encontrando com os veteranos da Casa e visitando a cachoeira*

Faço minhas refeições com uma viúva australiana de 37 anos, que tem uma casa aqui, e com a Renata, uma loira de 33 anos de idade, da Lituânia, que tem vindo a Abadiânia nos últimos quatro anos. Ela ficou em coma por duas semanas e meia após um acidente de carro, em Atlanta, e passou oito meses em reabilitação intensa, antes de poder voltar ao seu país de origem. Ela conta que não podia andar sem ajuda, mas está ficando cada vez melhor. Agora anda só e, quando vem para Abadiânia, fica durante dois meses.

Caminho até a cachoeira. Faço o ritual com duas mulheres francesas que já vieram aqui quatro vezes. Ainda me surpreendo que pessoas de tantos países diferentes voltem para cá repetidamente, e relatam que sentem-se melhores, mesmo as que nem têm enfermidades.

A água gelada é energética. É interessante que nunca sinto frio depois de sair da cachoeira – só cheia de energia! É uma sensação maravilhosa, como que purificante.

[6 de outubro de 2013] - *Minha irmã Andrea chega em Abadiânia*

Depois do café da manhã, faço duas sessões de banho de cristal. Novamente, a pressão entre meus olhos, quase ao ponto de doer! Ainda não entendo isso. Sei que esta é a área do terceiro olho – intuição – , mas por que a pressão dolorosa? Não sei, e sabe o quê? Não importa.

Minha irmã Andrea chega por volta das 11h30. Agora, as coisas e a rotina vão mudar. Hora das irmãs!

Depois do almoço, caminhamos até o mirante, de onde temos uma vista panorâmica dos dois lados do vale. Nós rimos, conversamos e nos divertimos muito.

Conhecemos uma jovem da Áustria, que está aqui pela segunda vez. Ela tem esclerose múltipla, mas não dá para perceber. Conta que, quando veio, há dois anos, a mão dela tremia e seus olhos pareciam ter imagens de um filme, constantemente em movimento. Depois de sua primeira vinda a Abadiânia, ela conta que terminou seu casamento de doze anos, e que é mais feliz agora, com seus dois filhos.

[7 de outubro de 2013] - *Passar tempo com a irmã querida cura*

Nós duas fazemos uma sessão de cama de cristal depois do café da manhã, e minha irmã achou muito relaxante. Ela está impressionada com o número de estrangeiros falando inglês, francês e alemão, e também com a limpeza da Casa. Na parte da tarde, caminhamos até a cachoeira. Há dois rapazes australianos lá. Nós seguimos o ritual. Tudo parece ser exatamente como deve ser. Aceito tudinho o que ocorre. Paz.

Andrea conta que imediatamente antes de entrar debaixo da cachoeira, sentiu uma energia tão forte que quase desmaiou. Ela ficou muito surpresa, já que não tinha qualquer tipo de expectativa antes de chegar aqui.

Nós subimos a estrada de terra até a Casa, parando para admirar a vista, as árvores e os pássaros, nos sentindo integradas com tudo em nossa volta. Faz calor. O céu está nublado. Quando chegamos à pousada já eram 18 horas e o jantar estava sendo servido.

À noite, assistimos ao documentário *Curas e Milagres*, sobre João de Deus e a Casa. Minha irmã curte muito. Conversamos e depois dizemos boa-noite.

Ainda não estou dormindo bem. Na verdade, tem sido pior aqui. Acordo três vezes durante a noite, mesmo com remédios e meditação. Também tenho feito ioga uma ou duas vezes por dia. Sinto-me bem durante o dia, com energia, mas sei que uma boa noite de sono é importante para o corpo, mente e espírito, e é considerada vital na Casa. Ainda estou confiante de que a minha insônia desaparecerá.

Chove muito durante a noite, com relâmpagos, trovões e ventania. Expressão da natureza no cerrado Goiano.

[8 de outubro de 2013] – *Outro dia de serenidade*

A manhã é tranquila, como a maioria dos dias aqui. Passo um tempo num banco debaixo das mangueiras do jardim escrevendo e na livraria. Vou ao café e às 15 horas ao canto. Aprecio tudo quanto antes.

Conversamos com o Enrique por um longo tempo. São incríveis as histórias que ouvimos por aqui! Ele sofreu muito, mas parece ter encontrado seu lugar na Terra aqui, desde que se mudou para a pousada, há quase um ano.

Andrea vai à orientação, que acontece uma vez por semana, em inglês.

O Marco diz que eu deveria pedir permissão à Entidade, para ser uma guia, já que "você já está guiando as pessoas, de qualquer maneira". Minha irmã concorda, mas eu não estou certa. Conheço o ritmo da Casa, mas tem muita coisa que ainda não entendo.

[9 de outubro de 2013] – *"Reconhecida" pela Entidade!*

Acordo às 5 horas, faço ioga e, lá pelas 6h50, tomo café da manhã. Chega um grande grupo de canadenses de Montreal, no Quebec. Às 7h10, tomamos nossos lugares no salão principal da Casa. Eu rezo no triângulo. No meio da manhã, me encontro na frente da Entidade que diz, antes de eu abrir a boca:

– Eu já lhe conheço. Sente na minha corrente. Você tem permissão para trazer pessoas para a Casa, se quiser.

Uau! Não esperava por essa!

Sento na corrente principal para meditar. Percebo que esta é a primeira vez que meu coração não bate rápido diante da Entidade. Mais tarde, escuto alguém me dizer:

– A Entidade deve ter sentido muita energia boa em você, e que está pronta.

Humm!

Minha irmã ficou desapontada porque a Entidade não lhe deu a oportunidade de falar e apenas entregou-lhe uma receita médica. Eu explico que isso não é necessariamente ruim. Ela escuta as histórias que todos nós contamos durante a hora das refeições e parece impressionada.

Hoje, na fila dentro da sala da corrente, a Entidade pede para as pessoas abrirem os olhos. Ela pede a uma mulher com câncer de mama:

– Mostre com seus dedos qual o tamanho do seu tumor.

Ela faz uma forma oval, do tamanho de um ovo. Ele pergunta se há algum médico na sala. Um homem se levanta e vai para frente e examina o seio da mulher. A Entidade pede para ele mostrar o tamanho do tumor. Ele demonstra, revelando um tumor maior. A Entidade move suas mãos em círculos, na frente do seio da mulher por um tempo e pede ao médico para examinar novamente.

– Não há nenhum tumor – diz o médico espantado.

À tarde, fico na corrente principal. Desta vez, John, um australiano cadeirante me chama para sentar com ele. Ele diz que este é meu lugar, e este é o motivo pelo qual estou lá, e que não é por acaso que nós dois estamos aqui.

Ele conta que, quando viu a Entidade pela primeira vez, ela disse:

– Você deve ficar aqui por três meses.

Ele está aqui há quatro anos.

– E só saí daqui apenas uma vez para consertar a cadeira de rodas – ele conta com um grande sorriso.

A corrente dura quatro horas e meia. Meditar por horas é mais fácil do que antes. De certa forma, o tempo passa sem esforço.

Às 17 horas, vou para uma sessão de vinte minutos na cama de cristal. Pela primeira vez, não há nenhuma pressão entre meus olhos! Estou surpresa, felizmente. Hoje é um dia de *estreias* especiais: a forma como a Entidade falou comigo, me transferindo para a corrente principal, e agora relaxada e sem nenhuma sensação estranha em torno da área do terceiro olho! Sinto-me feliz, leve.

Após o jantar, vamos para nossos quartos dormir. Estou lendo um livro que ganhei de presente há uns sete ou oito anos, *O Livro tibetano do viver e do morrer*. Estou gostando. Ele reúne e resume em palavras o que venho aprendendo lentamente e praticando durante a última década, sobre o Budismo e, ainda mais interessante, o Espiritismo, e também, até certo ponto, o Hinduísmo. Há muitas semelhanças nos conceitos de reencarnação, de meditação/oração, da lei de causa e efeito, do "observador" e do conceito de que o caminho de uma pessoa é determinado, não pelo destino, mas por seu próprio livre-arbítrio etc. O Carma também é definido de forma semelhante, e não com a definição mais popular e negativa de que a pessoa paga aqui pelo que fez de ruim em vida passada.

[10 de outubro de 2013] - *Histórias surpreendentes*

Ainda acordo duas ou três vezes durante a noite. Às 6 horas, estou fazendo ioga. Por volta das 6h50, estou tomando café da manhã. Meu plano é ver a Entidade no período da manhã, para passar as fotos dos meus amigos americanos com histórico de câncer e, no período da tarde, participar da corrente. No entanto, quando mostro as fotos, a Entidade diz que devo voltar com elas na parte da tarde, portanto, nada de corrente hoje. As coisas aqui acontecem desta maneira: o ritmo é aleatório e imprevisível, mas, no final, tudo é como deve ser.

No salão principal, eles chamam quem deseja fazer cirurgia espiritual. Minha irmã me pergunta espontaneamente:

– Eu devo ir?

– Se lhe parece uma boa ideia para você, vá. Só você pode dizer.

E ela se levanta e se encaminha para a fila.

Reflito sobre tudo o que acontece aqui: cada história que ouvimos é única, e há tantas histórias! Todos relatam sentir-se melhor física e emocionalmente. Alguns com progresso lento, como a moça lituana, outros com resultados milagrosos. Angela nos conta que chegou à Casa como um último recurso. Ela tinha um tumor no cérebro, do tamanho de um ovo. Pesava 36 kg, não enxergava, nem andava. Os médicos lhe deram quarenta dias de vida. Isso foi há doze anos! Ela se mudou para Abadiânia há dois anos, é voluntária na Casa e cuidadora de pessoas incapazes de cuidar de si mesmas.

Vou a uma cabeleireira. Ela não frequenta a Casa, mas conta sobre muitas curas incríveis que testemunhou. Conta sobre uma grega que tinha um câncer abdominal. Disse que a mulher parecia estar grávida e não havia esperança para ela. Isso foi anos atrás. A grega ainda está viva, mudou-se para Abadiânia, e seu estômago está normal.

E as histórias continuam a fluir. Muitas histórias compartilhadas. Um grupo de catorze pessoas do Canadá chega na pousada. Eles têm reuniões que parecem muito intensas. Um grupo grande da Suécia está chegando na próxima semana. Conheço uma mulher etíope que vive na Virgínia, EUA. Ela está aqui com sua filha, de 4 anos de idade, pela quarta vez em um ano. Usa roupas tradicionais da Etiópia e a vejo meditando com frequência. Há crianças pequenas europeias em cadeiras de rodas. Há muitos jovens da Austrália, Áustria, Suíça, Alemanha, Estados Unidos e outros países.

Por volta das 21 horas, estou na cama. Os dias são longos por aqui. Sinto-me cansada, mas contente e em paz.

[11 de outubro de 2013] - *Último dia na Casa*

Hoje é meu último dia na Casa nesta viagem. Acordei cedo, como de costume e, lá pelas 7 horas, estou na fila da corrente. Durante as quatro horas, às vezes, consigo ouvir a Entidade.

– Vou ajudá-lo a enxergar novamente. Tire esses óculos e vá se sentar na corrente. Você vai ver um arco-íris, enquanto seus olhos estão fechados. Observe o que acontece em seguida – diz a alguém.

– Você tem ido ao seu médico? Vou ajudar esse tumor a desaparecer, mas você tem que ir ao médico. Traga os resultados – diz a outro.

– Vai tomar seis banhos de cristal e, em seguida, faça a cirurgia espiritual. Eu vou te ajudar.

– Você não precisa disso. Levante-se desta cadeira de rodas e ande. E assim faz o homem.

Ao terminar, somos instruídos a beber a água fluidificada e tomar a sopa gratuita.

Hoje, há uma equipe de filmagem aqui, fazendo um documentário para a TV, trabalhando discretamente.

De volta à pousada, Andrea relata que agora está se sentindo bem. Ela ficou na cama descansando durante toda a manhã, com enjoo, depois da cirurgia espiritual. Ela está bem surpresa, pois não esperava sentir nada.

Eu sorrio e digo:

– Aqui é assim. O inesperado acontece.

"A paz vem de dentro de si mesmo. Não a procure à sua volta."

Gautama Buddha

EM MEU LAR NOVAMENTE

Retorno de Abadiânia para os Estados Unidos em paz e harmonia, seguindo um certo ritmo interno e sem me deixar alienar com o ritmo da vida e do trabalho. Pouco a pouco, esvazio minha agenda da manhã, para que eu possa ter uma rotina matinal mais tranquila. Mudança radical para mim, após décadas de corre-corre, acordando cedinho para dar café da manhã aos meninos, fazer lancheiras, levar para a escola e chegar ao trabalho entre 7 e 8 horas.

Agora, implementando amanhecer tranquilo e para mim! Acordo, faço ioga no quarto ou apenas ouço uma das minhas gravações de meditação. Depois disso, faço um suco verde orgânico, tomo minha passiflora com intenção e acendo uma vela no meu altarzinho. Depois saio para fazer uma caminhada curta com o Ziggy, curtindo cada flor, pássaro, veado e esquilo ao alcance de meus sentidos. Retornando para casa, tomo o café da manhã e levo uma xícara quentinha de café ou chá para o meu "cantinho azul". É tão relaxante segurá-la, sentindo seu calor em minhas mãos, enquanto fixo o olhar levemente na chama da vela. Aí chega o momento de fazer meditação guiada. No momento, Deepak Chopra é um dos meus guias favoritos. Às vezes, simplesmente deixo o som de uma música, ou *o som* do silêncio, permear o meu ser.

Ziggy está sempre ao meu lado neste novo pequeno ritual das minhas manhãs. Ele é uma bênção e um grande companheiro.

Antes de tudo o que aconteceu nestes últimos meses, dar um tempo para parar, para o silêncio, era um conceito estranho para mim. Na minha mente, significava preguiça seguida de culpa. Era como se eu não pudesse me dar ao luxo de pausar, porque sempre havia muito a ser feito. Agora, o tempo de *inatividade* é a minha fonte de vida; é na parada que encontro paz e força, dentro do silêncio. Eu encontro uma força suprema, pura que, no passado, só encontrava ao caminhar por trilhas ou por vilarejos e terras distantes. Agora, dou prioridade a reservar um tempinho para *simplesmente estar, ser, centrar,* e consigo fazê-lo em praticamente qualquer lugar, onde quer que esteja, pois a paz está sempre dentro de mim mesma. A paz reside dentro de mim, assim como habita cada um de nós, não importando as circunstâncias pelas quais estamos passando. De certa forma, o estado de serenidade é uma escolha própria.

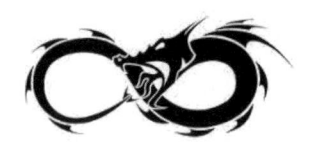

"*Ousar é perder o equilíbrio momentaneamente. Não ousar é perder-se.*"

Soren Kierkegaard

ASSUMINDO PUBLICAMENTE O DIAGNÓSTICO PARA POTENCIALMENTE AJUDAR OUTROS COM LMS

Inspirada pela página do Facebook criada pela minha amiga Melissa, para manter sua família e amigos atualizados sobre seu tratamento, também decido criar uma página, mas com um propósito diferente. Minha intenção é que minha página pública, que contém a palavra "Leiomiossarcoma" em seu título, possa ser facilmente encontrada por pessoas diagnosticadas com o Dragão Roxo.

Penso que, ao publicar notícias positivas, minha celebração pela vida e bons resultados a cada três meses, enquanto percorro o caminho para minha recuperação, outras pessoas em jornadas semelhantes podem vir a encontrar esperança e sentir que não estão sozinhas.

Sempre que eu procurava por sites sobre LMS, encontrava apenas notícias sombrias que me deixavam ainda mais assustada, sem perspectiva de vida. Quero sentir e compartilhar esperança. Esta é uma missão que aguça meu espírito e, mesmo alcançando apenas uma ou duas pessoas, minha meta será cumprida.

Assim nasceu a página no Facebook "My Journey with Dx of Leiomyosarcoma", já que a página é em inglês. (A página em português, "Minha jornada com diagnóstico de Leiomiossarcoma" foi criada posteriormente, após a inesperada popularidade com seguidores brasileiros e portugueses.)

[20 de outubro de 2013] - **Hora de testes para o check-up de seis meses**

Me encontro pensando: *Por que ainda fico ansiosa quando chega a hora dos exames de sangue? Que idiotice! Exames de sangue nem sequer revelam nada sobre LMS.*
   Mas, pelo menos, agora consigo fazer a ansiedade desaparecer mais rapidamente, com meditação e fazendo exercícios de respiração, a caminho da clínica, na sala de espera, e mesmo durante os exames.

[23 de outubro de 2013] - **Dia de Tomografia**

Acordo, medito e tomo minha primeira garrafa de contraste de Bário. Vou dar uma caminhada com o Ziggy enquanto ouço música para relaxamento. Está um pouco frio, mas a beleza da estrada alinhada com os carvalhos centenários e os musgos espanhóis suspensos nos galhos parece me envolver, acalmando o mal-estar que está tentando se infiltrar em mim. Uma hora depois, volto para casa e tomo a segunda garrafa de Bário. A segunda é sempre mais difícil de engolir. Afasto rapidamente os pensamentos dos efeitos colaterais do contraste injetado e da radiação da tomografia. Quando o câncer bate à sua porta, a tecnologia, incluindo a radioatividade, torna-se uma aliada, e não uma inimiga.
   A ida ao centro de câncer é tranquila. Continuo com meus fones de ouvido e fico escutando as afirmações positivas da Louise Hay. O procedimento no *check-in* agora já é familiar. Sento-me. John já está em outra zona, em seu mundo do iPhone, e eu encontro uma revista da *National Geographic* que traz a capa favorita de todos os tempos da revista: a menina do Afeganistão.

Lembro-me de que, há alguns anos, a revista conseguiu localizar a menina afeganistã. Com uns 30 anos de idade, ela aparentava ser bem mais velha. A vida parecia não ter sido boa com ela: o trabalho duro, a falta de hospitais e assistência médica... Fico pensando nos mundos diferentes em que vivemos, dentro do mesmo universo. *Se ela tivesse câncer, não teria assistência médica*, penso. Sinto-me abençoada e privilegiada.

Sou chamada para o procedimento. Deito-me sobre a mesa móvel da tomografia; o contraste intravenoso é injetado na veia do meu braço. A sensação de calor percorre o interior do meu corpo. Desta vez, ela também vai até a minha cabeça! Isso me assusta por um momento mas, rapidamente, mudo a retórica da minha mente. *Não posso e não devo analisar ou ter medo. Tudo está sendo como deve ser.* Entrego-me.

Encontrar tranquilidade interna é minha meta. Meus fones de ouvido estão ligados. Fecho os olhos e, mais uma vez, me transporto para a terra distante do Tibete, enquanto presto atenção nas instruções dadas em intervalos para eu segurar o fôlego. Entro e saio do aparelho, deixando que ele *fotografe* meus órgãos, células e vasos sanguíneos. Faço uma prece para que nenhuma *luz* brilhe.

Medito para que eu tenha me livrado do câncer.

Sou forte, sou saudável. Estou curada. Repito a todo momento em silêncio. De novo e de novo, dia e noite...

[23 de outubro de 2013] – *Aniversário de 18 Anos do Yannick*

Tiro o dia de folga. A Amanda está aqui e, após minha meditação e caminhada matinal, tomamos café da manhã juntas. Que delícia tê-la pertinho.

Continuo repetindo meu mantra em silêncio: *Sou forte. Sou saudável. Estou curada.* Sinto-me muito esperançosa. Rezo para as Entidades da Casa e para meu guia espiritual, por todos os que precisam e por mim. Sim, por mim. Agora sem culpa ou vergonha.

Levo pizzas para a escola do Yannick. É seu último ano antes de ingressar na faculdade, o que significa que, em três meses, ele estará morando em um *campus* universitário em outra cidade, como Amanda. Sentirei saudade, com certeza.

Desejo muito ainda estar *por aqui,* para guiá-los quando preciso e compartilhar seus momentos especiais. Vou estar aqui para a formatura do Yannick, assim como para o casamento dos dois, e para abraçar meus netos. Quero viver todos esses momentos, então vou estar viva e vou vencer esse dragão.

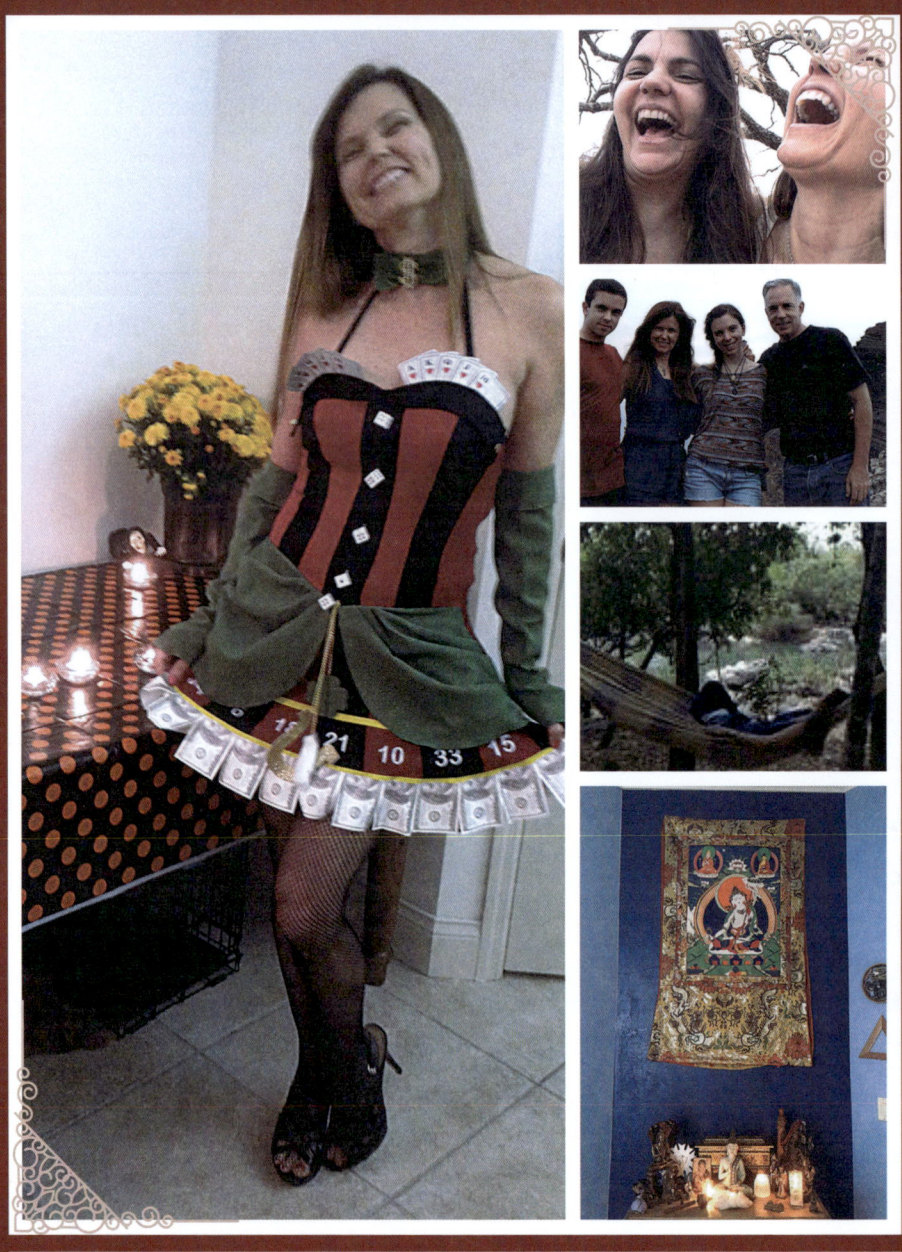

a- Celebrando seis meses livre do Dragão e também o Halloween, fantasiada de Dama da Sorte.
b- Irmãs-amigas gargalhando juntinhas.
c- Com John, Amanda e Yannick em Nicarágua.
d- Tranquilidade.
e- Meu recanto azul de meditação.

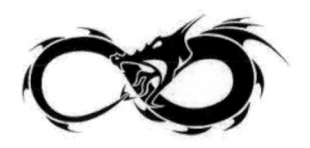

> *"A vida é cheia de beleza. Note-a. Note-a na pequenina abelha, na criança e nos rostos felizes. Cheire a chuva e sinta o vento. Viva sua vida para o pleno potencial e lute pelos seus sonhos."*
>
> Ashley Smith

FESTEJANDO 6 MESES "LIVRE DO DRAGÃO"

[24 de outubro de 2013] - *Tique-Taque, Tique-Taque...*

As horas parecem se arrastar e se arrastar. Tenho consulta com o oncologista à tarde. A espera em seu consultório é longa. Converso um pouco. Dou uma olhada nas fotos da revista. Estou com os nervos um pouco à flor da pele, mas bem melhor do que nas outras consultas. Respiro profundamente por minutos e sinto meu corpo e mente se acalmarem. Sou chamada para a sala do oncologista. Esperamos. O tempo passa lentamente, mas, finalmente, ele chega, dá um sorriso e diz:

– Está tudo limpo.

SIM! SIM! SIM! Eu posso voltar a expirar. Feliz! Muito feliz! *VIVA!*

[25 de outubro de 2013] - *E deixa a festa começar*

Determinada a festejar os seis meses livre do câncer, convido meus amigos para uma festa à fantasia de Halloween. Há dois anos, comprei uma fantasia, mas nunca a tinha usado. E tive que rir quando encontrei-a e li o seu nome: "Dama da Sorte". *Sim! Sou eu!* E assim, vestindo e sentindo a sorte de estar livre do câncer, compartilho uma noite divertida com meus amigos, celebrando a vida.

A tia do John faleceu na mesma noite, aos 93 anos. Não sinto muita tristeza. Agora sei que "o outro lado" existe, que faz parte do ciclo de vidas e mortes, dos que se foram e dos que estão por vir.

Não há nenhuma maneira de prever por certo quando a morte vai acontecer para mim. Hoje estou feliz, me divertindo e comemorando que estou aqui, VIVA, saudável, e cheia de esperança.

[30 de outubro de 2013] - *Verbalizando a importância da orientação de como ser positiva*

Desabafo com meus dois médicos locais que todos os médicos que vi, incluindo eles, deram-me a triste e assustadora notícia sobre meu diagnóstico, declarando que a única coisa que eu podia fazer era ser "positiva". No entanto, nenhum deles sequer me indicou qualquer direção de como ser positiva diante de notícias tenebrosas. Não deram sugestões, orientações, absolutamente nada sobre como encontrar positividade no caos emocional em que fui jogada.

Conto a eles que foram dois meses solitários, repletos de medo e lágrimas, para começar a encontrar uma luz, sozinha, e de maneiras inesperadas.

Os amigos e a família não estão com você em todos os momentos do dia e da noite: você está sozinho quando as lágrimas parecem intermináveis; quando a tristeza é tão dolorosa que é difícil respirar; quando a dor corta, atingindo o seu âmago; quando você deseja a liberdade de se sentir saudável; e quando você é apresentada à morte e, de alguma forma, faz amizade com ela.

A morte é um inimigo que pode levar embora tudo o que você acredita ser verdade no seu coração, mas, mesmo assim, ela é inevitável. Entender e aceitar a morte como uma aliada, e não inimiga, é essencial.

"*Eu acredito em Deus, mas não como uma coisa, não como um velho no céu. Creio que o que as pessoas chamam de Deus é algo que está em todos nós. Acredito que o que Jesus, Maomé, Buda e outros disseram está certo. São as traduções que foram erradas.*"

John Lennon

ACOLHENDO MEU CRESCIMENTO ESPIRITUAL

Desde o dia em que descobri o dr. Weiss, muitos seres iluminados entraram na minha vida para ficar ao meu lado, para me ajudar a atravessar o sofrimento, para me ajudar a entender que esta viagem e todas as outras são uma só, e que seus destinos são um contínuo de paradas, onde deixamos as bagagens indesejadas e insatisfatórias e nos movemos em busca das que são realmente importantes: *o amor, a compaixão, a bondade e a harmonia.*

Os doutores Brian Weiss, Deepak Chopra, Wayne Dyer, a Louise Hay, os voluntários da Casa, as Entidades da Casa, os filhos da Casa e alguns amigos especiais, cada um me ensinou de alguma forma como encontrar positividade. Me ajudaram a enxergar que a positividade pode ser transformada em esperança, amor e realização, mesmo dentro do diagnóstico de câncer e da minha jornada com o dragão.

Meu diagnóstico já não representa uma proclamação da minha morte iminente. Agora ele representa um *pit stop* ou, melhor ainda, um desvio na minha vida, uma jornada paralela que, a princípio, foi sombria, escura, fria, solitária e sem nenhuma luz. Bom, esta parada, ou desvio, está ficando mais leve, mais calorosa, mais alegre e cheia de possibilidades, desde que almas generosas me orientaram a ver as lições escondidas a serem aprendidas, e as mensagens a serem vistas entendidas. Passo a passo, pedra por pedra, estou começando a pavimentar um novo caminho onde viajo de onde estava para simplesmente onde estou, em cada momento preciso que vivo.

Quanto ao que está por vir, ainda tenho muito que aprender sobre tentar não prever, não antecipar, não remoer. A cada dia, aprendo sobre o poder da intenção, de acreditar com o meu coração e a minha alma, e não com minha mente. O lado esquerdo do meu cérebro aparece para dar palpites com frequência, mas estou aprendendo a simplesmente observá-lo, a deixar os pensamentos que dele vêm irem embora e desaparecerem de mansinho.

Tenho feito "cursos virtuais" sobre positividade com a ajuda dos meus aplicativos no iPhone, dos meus professores do YouTube e de escritores. Também há uma professora, que é mestre em positividade, que vive no fundo do meu coração e da minha alma; só preciso trazê-la para a superfície. *Sim, ela sou eu mesma, minha essência mais profunda e pura. Você também tem essa mestre dentro de si.*

Tenho frequentado o centro de meditação tibetano, todos os domingos. Lá eu me sinto em casa. Pouco a pouco, venho aprendendo mais sobre a filosofia budista e sobre a vida, a morte e a reencarnação.

Desde que transformei meu escritório de casa em minha sala de meditação azul, aprendi a encontrar a paz e a tranquilidade em casa também. As estantes agora estão quase vazias. Doei a maioria dos meus livros, acreditando que está na hora de compartilhá-los com pessoas que possam apreciá-los também.

As paredes são azuis, assim como eram as paredes do meu quarto quando adolescente no Brasil, e como é o céu infinito em um dia glorioso de primavera. Reuni minhas estátuas de Buda do Himalaia, minhas três imagens de São Francisco de Assis, meu Ganesha indiano, minha Santa Maria russa, meu orixá do candomblé baiano, um lindo porta-incenso tibetano, velas, tudo sob a minha colorida Thangka tibetana com a imagem de Chenrezig (personificação da compaixão de todos os Budas, de acordo com o Budismo Tibetano) e do Triângulo da Casa, que pendurei na parede azul. Este é um espaço físico onde posso entrar e meramente existir. Sou grata por este cantinho que posso chamar de meu, sua essência, e por tudo o que tenho.

Todas as manhãs e noites acendo uma ou duas velas, faço orações e me sento em silêncio, com o incenso queimando, meditando com serenidade. Sem culpa, sem nenhum sentimento de preguiça. Aprendi a me permitir a parar e apenas ser. Agora entendo melhor os monges que eu observava pelo Himalaia. Agora entendo a importância de parar para se conectar com a Consciência Maior e com tudo o que existe.

"*Quando você quer alguma coisa, todo o universo conspira para que você realize o seu desejo.*"

Paulo Coelho

O VIAJANTE INTERIOR E OS SUMIDORES

Chega novembro. Vou a uma festa de aniversário de uma amiga, levando como presente um cachorrinho. Foi tão gratificante! A surpresa do presente e a alegria que ele trouxe foram indescritíveis. Conversei, joguei pingue-pongue, me senti feliz, solta e saudável. O câncer mantém-se bem longe da minha mente em dias como este.
Dragão? Que dragão?
À medida que os dias passam, a peregrina dentro de mim ressurge. Ela me leva de volta no tempo, para o presente e para o futuro, em apenas uma fração de segundo. Os diálogos são infinitos, gratificantes, abertos, soltos e, normalmente, profundos, atingindo o âmago...
As trilhas do Parque de San Felasco se tornaram meu lugar sagrado na natureza. Os pinheiros esculturais e as misteriosas árvores de carvalho centenárias repletas de musgo espanhol se tornaram as testemunhas silenciosas da minha alma. Enquanto meus pés e mente tocam no chão coberto de folhas amarelas e alaranjadas, eu vejo, ouço e sinto o cheiro do outono; mas, no fundo, no meu coração, sinto as cores da primavera. Sinto-me livre, saudável e feliz em minha própria companhia.

Imersa em paz e alegria, me sentindo uma só com a natureza e tudo, o câncer é inexistente. Sinto-me viva, calma, leve. Respiro serenidade. Sinto amor. Sinto-me completa e conectada.

Vejo os sumidouros[2] presentes nas trilhas como uma metáfora da incerteza disso tudo, trazida e apresentada a mim pelo dragão. O chão é engolido, sem aviso prévio, mudando a paisagem para sempre. Mas o terreno, eventualmente, se equilibra, convidando plantas novas, vida nova, e restaura a beleza. O caos desaparece; a calma reaparece, renasce.

E é assim com o câncer. O dragão apareceu do nada, sugando minha *paisagem*, me levando para debaixo da terra repentinamente, sufocando-me e deixando-me sem base onde pousar. Mas, assim como esses buracos agora já transformados pelo tempo e por um processo natural do universo, me sinto lentamente sendo coberta com a exuberância de cores; meu corpo, minha mente e espírito sendo restaurados, remodelados e transformados. A partir do horror do mistério do leiomiossarcoma, de alguma forma, um novo Eu está emergindo, crescendo e florescendo.

Se não fosse o diagnóstico, que me permitiu dar permissão para tirar *uma folga* da intensidade do cotidiano sem me sentir preguiçosa ou culpada, eu não estaria na floresta mesclando-me com a natureza, aceitando os convites da peregrina interna para caminhar por essas trilhas, enquanto revivendo as memórias das trilhas já percorridas no passado e me atrevendo até em planejar próximas aventuras em terras longínquas.

[17 de novembro de 2013] - *O acaso e o livro O Aleph*

Paulo Coelho é um autor brasileiro renomado mundialmente. No entanto, confesso, com certa vergonha, que nunca li nenhum dos seus livros, apesar de ter pretendido por um bom tempo.

---

2 Sumidouro é uma cavidade que abre-se no chão, especialmente de calcário, causada por erosão provocada por água. Tipicamente as depressões causadas são grandes e em forma de funil.

Durante o workshop *Milagres Acontecem* do dr. Weiss, achei que o ouvi citar o nome de Paulo Coelho, com um sotaque pesado, claro, seguido da frase "A vida é o trem, não a estação". *Hum! Será que ouvi isso mesmo? Será que ele citou o autor brasileiro?* Percebi que não sabia nem sobre o que Paulo Coelho escrevia, e decidi que, finalmente, iria comprar e ler algumas de suas obras. Mas isso foi em julho passado. Os meses se passaram e, até hoje, ainda não li nenhum de seus livros.

Agora é uma manhã de sábado ensolarado em novembro. Tentando tomar uma xícara de café cubano que veio doce demais, minha intenção de ir à feirinha orgânica se vai, e vejo as palavras escorregando da minha boca sem o mínimo esforço, conversando com uma pessoa que mal conheço. As horas se passam sem que percebamos, o café esfriou e, surpreendentemente, encontro-me relatando tudo o que aconteceu comigo nos últimos meses, sem filtrar nem o que continuo a achar bizarro e sem explicação. Não estou escondendo nada, revelando minhas experiências desde o encontro com o dr. Weiss até as regressões, e também sobre o João de Deus. Foi quando ouvi:

– Parece com o livro *Aleph*, do Paulo Coelho. Você já leu?

– Não – admito envergonhada – , na verdade, não li nenhum de seus livros.

Não conto minhas experiências para muitas pessoas, mas aqui estou, confortavelmente, contando para um praticamente desconhecido, e sem me preocupar em ser julgada. A afinidade acontece e uma bela amizade nasce.

Em poucas horas, uma cópia do *Aleph* estava em minhas mãos. Comecei a ler e não consegui largá-lo. O livro explora as experiências do autor com regressões a vidas passadas, entre outras coisas. Devo confessar que me sinto menos *anormal*, sabendo que um autor famoso acredita em regressão também. Eu me dou conta de que nós dois perambulamos nas mesmas esquinas do mundo, com semelhantes anseios, descobertas e angústias. Paulo Coelho é um peregrino do mundo e eu também. Ele partiu em aventuras sonhadas, e eu também. Mas havia mais, muito mais para o livro me presentear. Muitas de suas palavras me tocaram, pareciam ter sido escritas para mim neste momento crítico da minha vida, do câncer.

"O que nos faz sofrer é o que nos cura." "O momento atual é o lugar onde todos os sinais, milagres e mundos paralelos são encontrados. O tempo realmente não existe." "As lágrimas são o sangue da alma."

Continuei lendo e fiquei surpresa ao reconhecer a citação compartilhada pelo dr. Weiss com a audiência no Instituto Omega: "A vida é o trem, não a estação". Eu entendo o significado; reflito sobre isso.

Apago as luzes, mas uma citação fica comigo: "Sonhadores não podem ser domados". *Humm!* Identifico-me com este dizer. Atrevo-me a sonhar novamente e apostar no inimaginável.

[23 de novembro de 2013] - *Descobrindo um lugarzinho mágico*

Hoje é outro dia 23 e, mantendo minha nova tradição, pretendo fazer algo divertido e especial. O plano era fazer tirolesa dossel, mas fiquei resfriada. Então, me contentei com um passeio até uma pizzaria na beira da estrada, numa cidadezinha histórica de 600 habitantes, chamada Micanopy. É um dia de sol resplandecente e foi delicioso me sentar ao ar livre sob um velho e frondoso carvalho.

Procurando um lugar para tomar um café, encontrei o Moosewood. É um café pequeno, muito pitoresco, em uma casa de madeira bem antiga e de estilo *cracker*. Apaixonei-me pelo lugarzinho imediatamente e, ao longo dos meses seguintes, nasceram muitas memórias doces de momentos de tranquilidade na varanda, às vezes assistindo ao pôr do sol, saboreando doces caseiros deliciosos e uma xícara de café latte, às vezes contemplando a vida ao lado de pessoa querida.

Parei para agradecer ao Universo por compreender melhor "tudo isso" e como tudo parece estar conectado com o tempo e o espaço.

As regressões estão começando a fazer sentido. A reencarnação está começando a fazer sentido. Respiro o que me parece ser o amor; meu coração bate, conhecendo e apreciando esses momentos. Sinto um genuíno afeto pelas pessoas incríveis que entraram em minha jornada, sem esforço ou convite, e reflito sobre a citação: "Se quiser ver um arco-íris, você tem que aprender a gostar da chuva". A minha chuva momentânea é esta jornada com o dragão, mas estou começando a ver os "arco-íris" na minha vida.

De volta ao meu quarto azul, me encanto com as memórias deste dia. Daquela varanda, vi o céu exibindo as várias fases da luz e cores do dia, e noite adentro.

"Se buscamos alguma coisa, essa coisa também está nos buscando", escreveu Paulo Coelho no livro *Aleph*!

Eu permito que a minha autenticidade floresça e tenho um vislumbre de puro êxtase. Um dia para ser guardado como um tesouro.

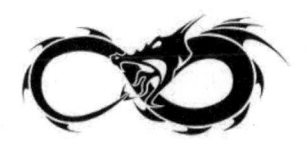

"Talvez a morte não signifique adeus, mas que nos encontremos de novo."

Paul Stefaniak

AÇÃO DE GRAÇAS E OS 25 ANOS DO BRUNO

Fiquei dois dias em trabalho de parto num hospital na Califórnia e, na noite do dia de Ação de Graças de 1988, dei à luz meu bebê natimorto de oito meses. (Sim, já sabia que estava falecido há uma semana, mas o médico aconselhou parto normal.)

Hoje, o Bruno faria 25 anos.

Nas últimas semanas, eu vinha planejando fazer um jardim em sua homenagem, do lado de fora da janela da salinha azul de meditação. Eu poderia vê-lo do meu divã azul. Comprei uma estátua do bebê Buda, uma gardênia, algumas bocas-de-lobo (Ah! Não tinha percebido até agora que o nome da plantinha em inglês inclui a palavra dragão-*snapdragon*!) e pitaia (comprei porque adoro esta fruta, e ela faz com que eu me lembre de Bali, mas só agora me toco que o nome em inglês é *fruta dragão-Dragon Fruit!*); plantarei também uma roseira trepadeira.

A manhã de Ação de Graças chegou e eu ainda não plantei o jardinzinho. Quando entro na sala de meditação, depois do café da manhã, ainda de pijama, decidi me aventurar no frio. Mudei a estátua de Buda de lugar e comecei a plantar as flores. Depois que terminei, reuni a família na sala azul e, apontando para o jardim, com os olhos marejados, disse: "Sei que vocês nem se lembram, mas o Bruno faria 25 anos hoje. Estou criando um pequeno jardim em sua homenagem". As crianças me abraçaram; John ficou em silêncio e se afastou.

À tarde, fomos à casa dos amigos Joy e Eric Parker para comemorar o dia entre amigos. Direciono minha gratidão neste dia à paz e à esperança que encontrei, apesar da loucura dos últimos meses.

[26 de novembro de 2013] - *Vivenciando o Aleph?*

Mas o que é Aleph? "O lugar além do tempo e do espaço; o princípio e o fim." Paulo Coelho escreveu: "O amor está além do tempo. Ou melhor, o amor é o tempo e o espaço em um ponto só, o Aleph".

Me pego tomando uma xícara de café no meio das bugigangas de uma lojinha de antiguidades em Micanopy. Sonhando, como se aqui e em outra dimensão paralelamente, sinto esses mais belos olhos azuis penetrando os meus, por um longo tempo. Sensações intensas me percorrem.

Estou vivenciando o aleph?, me pergunto.

[27 de novembro de 2013] - *Preparações para um Natal antecipado*

A árvore de Natal é montada ao som místico de Deva Premal, como sugeriu um amigo. Amei a vibração que se criou com a música/mantra. Me alegro.

Recebo uma mensagem:

"Qualquer obstáculo ou desafio pode ser enfrentado. É a mentalidade das pessoas que as impede de crescer e progredir."

Eu respondo: "Onde está a coragem?"

E leio a resposta: "Dentro de você."

Sei que isso é verdade. Só tenho que desenterrá-la mais e mais.

[29 de novembro de 2013] – *Mais acontecimentos extraordinários que eu nem sequer tento explicar*

No dia seguinte ao de Ação de Graças, escrevo o seguinte e-mail para Sylvia, a clarividente canadense que conheci em Abadiânia há 3 meses e com quem não tenho me comunicado.

Querida Sylvia,
Ontem foi o dia Ação de Graças, e também foi o 25º aniversário do Bruno. Vinte e cinco anos atrás, fazia uma semana que eu tinha sonhado com uma luzinha brilhante que saía de dentro de mim, e ele faleceu. O médico aconselhou que eu o mantivesse dentro de mim, ainda que sua alma já tivesse partido, até eu entrar em trabalho de parto. Uma semana depois que ele faleceu, na noite de Ação de Graças, dei à luz seu pequenino corpo perfeito de oito meses. Eu o segurei, chorei, disse adeus, mas ele nunca saiu do meu coração e da minha alma. Obrigada por ter vindo para ajudá-lo a ascender. Sou eternamente grata a você e a Deus, por me mostrarem o que eu ainda não compreendo, mas escolho abraçar.

Com meu amor mais profundo, Patricia

[30 de novembro de 2013] – *Resposta inesperada e surreal*

Querida Patricia,
Obrigada pelo e-mail mais comovente que já recebi! Enquanto lia o e-mail, meus guias espirituais e Bruno narraram uma mensagem em sua homenagem. Segue a mensagem:
Existe um lugar especial no Reino de Deus (no Mundo Espiritual). Ele é chamado de "Jardim Divino da Rosa". O amor de uma mãe é uma vibração preciosa no Universo. E é uma vibração que tem uma beleza universal. Patricia, sua constante preocupação e amor pelo

Bruno fizeram com que fosse possível, tanto para Deus quanto para Bruno, utilizarem essas vibrações específicas de amor. É a magia da rosa de Deus (do amor de Deus) que liga os dois mundos.

*O Bruno está de pé ao meu lado, com um buquê de gardênias brancas e magníficas, e com uma mensagem para sua incrível mãe. As gardênias são imersas com a Luz de Deus. As gardênias representam o **Amor Secreto** (o amor que você manteve em seu coração por 25 anos), o **Refinamento da Espiritualidade** (o seu relacionamento em desenvolvimento com Deus) e a **Pureza do Coração**.*

No momento, Bruno está trabalhando como jardineiro, recebendo as crianças em transição ao Mundo Espiritual. Ele tem um dom especial para trabalhar com crianças no outro plano, devido ao amor Espiritual que sentiu enquanto esteve em teu ventre!

Uma Bênção Espiritual para um Feliz Natal e Feliz Ano-Novo.

Warren e Sylvia

Pasma, ainda sem acreditar no que li, respondo imediatamente:

Meu Deus, Sylvia!
Muitíssimo obrigada. Você não vai acreditar, mas ontem comecei a plantar um jardinzinho para homenagear o Bruno. É um cantinho do lado de fora da janela da minha sala de meditação. Plantei uma gardênia, que tem o meu aroma preferido em qualquer jardim. Meu avô tinha uma gardênia em seu quintal. Adoro o seu perfume. Ele me leva de volta no tempo.

Quanto às rosas, também adoro, e planejo plantar uma no jardim do Bruno.

Depois que terminei de plantar as primeiras plantas, chamei a família e mostrei o jardim a eles, enquanto as lágrimas escorriam. Assim, nós dois compartilhamos grande amor pelas crianças e por jardins!!

Espero que esteja bem de saúde e que você desfrute de uma longa vida em paz e feliz. Você é um anjo. Um grande abraço para você e para o Warren, com perfume de gardênias.

Patricia (e Ziggy)

[1º de dezembro de 2013] - *Mais!!!*

Saiba que a Sylvia e eu só trocamos e-mail uma vez, em outubro, quando escrevi dizendo que estava de volta em Abadiânia. Ela nunca soube dos detalhes de como Bruno morreu, ou quaisquer informações ou detalhes sobre a minha vida. Agora ela escreve de novo:

> *Querida Patricia,*
> *Um pouco antes da minha meditação hoje de manhã, decidi dar outra olhada na foto do jardim em homenagem ao Bruno que você enviou. Quando segurei a foto, o Bruno veio com esta mensagem:*
> *"Se meu pai está sentindo qualquer desconforto na perna direita, ou do seu lado direito, é com uma preocupação carinhosa que o Bruno sugere que ele marque uma consulta com um médico."*
> *Por favor, não se assuste com esta mensagem. Muitas vezes, as mensagens do Mundo Espiritual evitam mais complicações, devido à capacidade que eles têm de ver o futuro.*
> *O Bruno também me mostrou uma agenda telefônica vermelha. Será que isso tem algum significado para você?*
> *Sylvia*

[4 de dezembro de 2013] - *Intrigada*

Levei alguns dias para responder à Sylvia. Não consegui achar nenhuma agenda telefônica vermelha, e contar sobre o conteúdo do e-mail para o John não caiu tão bem, então eu não sabia como dizer a ela. Mas hoje estou pronta para escrever os fatos como são:

> *Queridos Sylvia e Warren,*
> *Depois de receber a sua última mensagem, chamei meus filhos e o John. Comecei dizendo "Não posso explicar como as coisas acontecem, mas prefiro acreditar nelas".*

Então perguntei para a Amanda: "Qual é a minha flor favorita?". Ela respondeu imediatamente: "gardênia, como no jardim de seu avô, certo?". Prossegui: "Qual é a minha outra flor favorita?". Ela respondeu sem pensar: "Rosa".

Daí, comecei a ler em voz alta as mensagens que nós trocamos. As lágrimas escorriam pelo meu rosto enquanto eu lia as mensagens do Bruno.

A Amanda ficou impressionada e disse: "Nossa! Isso é muito interessante!". O Yannick disse: "Isso é incrível! Como ela pode se comunicar com os mortos?". O John sequer tirou os olhos da tela do seu computador!!!

As crianças perguntaram se ele estava sentindo alguma dor.

Ele disse: "Não".

Eu o lembrei que a parte inferior das suas costas começaram a doer há dez dias, e que ele mal podia andar direito. Ele disse que não era nada e que agora está bem.

Eu apenas disse: "Mensagem entregue".

O desinteresse de John em relação a eu estar me aprofundando em minha espiritualidade me incomoda. Tenho passado mais tempo no meu recanto de meditação com o Ziggy, meu cachorrinho (que o Bruno disse que queria que eu adotasse, como você me revelou, sem nem saber que eu tinha um cachorrinho). Tenho medo de que ele fique cada vez mais distante, como nós não compartilhamos das mesmas crenças, espiritualidade e paixões. Eu preciso de companhia.

Lamento, mas não tenho nenhuma agenda telefônica vermelha. Só tenho uma rosa e uma azul.

No dia 21, vamos a Bali. Vou me encontrar com o guru que "viu" o Bruno ao meu lado e me disse que eu tinha que deixá-lo ir, em maio de 2012. Ele não me conhecia, nem sabia nada da minha história, assim como você. Fiquei tão chocada e não entendi o que ele quis dizer com "deixar ir", até você também "ver" o Bruno em Abadiânia e transmitir as mensagens dele para mim.

O guru também disse que havia alguma coisa errada na área da minha barriga, mas eu neguei. Ele disse: "Sim, você tem algo, mas *ainda não sabe". Dois meses depois, comecei a sangrar com mais intensidade e, seis meses depois, foi encontrado o tumor no meu útero!!!*

Um abraço em seus corações e orações para a saúde e felicidade de vocês.

Patricia

[19 de dezembro de 2013] - **Uma agenda telefônica vermelha!**

Escrevo outro e-mail, mais uma vez, desacreditada:

Querida Sylvia,
Como eu disse, não tenho nenhuma agenda telefônica vermelha. No entanto, ontem, às 5 horas da manhã, me levantei para procurar um cartão para escrever uma mensagem a um amigo especial e solidário. Então vi essa caixa de papel de carta, que ganhei de presente há cerca de dez anos, com desenho de selva como tema. Nós dois amamos a África, pensei rapidamente, e então a abri. Quando abri a caixa, a primeira coisa que vi foi uma pequenina agenda telefônica. Escrito na capa dela, em letras VERMELHAS: "Agenda Telefônica". Será que é essa? A que o Bruno estaria se referindo como a agenda telefônica vermelha? Se for, qual seria o significado?
Patricia

[20 de dezembro de 2013] - **Humm!**

Queridíssima Patricia,
Obrigada por arrumar tempo em sua temporada de Natal para responder à questão sobre a agenda telefônica vermelha. Eu acredito, em meu coração, e o Bruno está dizendo, que a agenda telefônica é a verificação de que ele está constantemente mantendo uma proteção

Espiritual sobre sua amada Mãe. O Bruno está contando que era importante para você abrir a caixa e encontrar a agenda telefônica enquanto estivesse procurando pelo cartão. Às vezes, *não entendemos a orientação Espiritual ou informações do Espírito. O Bruno diz que, de tempos em tempos, na vida das pessoas, os endereços e os números de telefone mudam, e o Bruno aceita as mudanças de circunstâncias.*

O Bruno está atraído pelas minhas vibrações, já que eu também perdi um filho há muitos anos. Ele está dizendo que tem uma situação, que aconteceu há dez anos, da qual ele gostaria que você se lembrasse (muito perto da época em que você ganhou a agenda telefônica!).

Sylvia e Warren.

São acasos? Coincidências? A esta altura do campeonato, com tudo o que já aconteceu ao longo desta minha jornada, já acho que não.

Então o que são? Sinais?

Quem sou eu para saber?

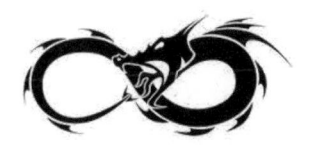

> "*Ousar é perder o equilíbrio momentaneamente. Não ousar é perder-se.*"
>
> Soren Kierkegaard

FINALMENTE PRONTA PARA OUVIR E RESPEITAR MEUS DESEJOS MAIS PROFUNDOS

Acabei de perceber que não escrevi muito no diário durante novembro e dezembro. Passei horas e mais horas em cafés, caminhando, lendo, conversando e rindo, e também meditando. Agora, em vez de escrever pensamentos, desejos e medos, eu me pego verbalizando mais. Divido o amor que sinto dentro de mim. Sinto-me mais viva e esperançosa. Sinto que mereço dar e receber amor para encontrar o companheirismo verdadeiro, que tenho a capacidade de ir longe para encontrar o que quero, pois acredito que mereço. Sim, talvez, pela primeira vez na vida, estou realmente pronta para colocar minhas necessidades em primeiro lugar. Me atrevo a declarar que MINHA HORA É ESTA, é a minha vez de ser o meu verdadeiro eu e de honrar minhas crenças e desejos. Mereço ter, nesta vida, o que preenche meu coração e alma. É hora de abandonar os padrões de comportamento que não são consistentes com minha felicidade. Não sei quantos anos me restam, não importa quanto tempo tenho, não tenho a intenção de ignorar o que faz com que o meu coração esteja feliz. Eu mereço o companheirismo e a felicidade.

Uma passagem de *Aleph* diz: "Cada vez que abraçamos alguém com vontade, ganhamos um dia a mais de vida". Eu quero muitos,

muitos dias extras na minha vida, para abraçar e ser abraçada e muito mais. Você verá, Dragão. Você verá.

[5 dezembro de 2013] - *Um piquenique e uma caminhada especiais*

O dia está maravilhoso! As camélias estão floridas. Um dia perfeito para um piquenique e, em seguida, uma caminhada. Então vou para as trilhas aqui perto. Ao longo do caminho, noto um buraco cheio de água coberto de algas verdes. Parecia misterioso, provavelmente com cobras e até jacaré, mas o grande tronco caído sobre ele era muito convidativo; o lugar perfeito para se sentar e simplesmente ficar. E assim foi.

Pisando de novo em terra firme, caminho, até que o Universo me surpreende, me cobrindo com uma energia eletrizante, de uma conexão intensa, mágica. Sinto a graça divina, o êxtase e, em seguida, continuo caminhando.

Deixando para trás as camélias, para serem apreciadas por outros, e como um sinal de um dia encantado, dou adeus à trilha que tenho aprendido a amar, agradecida pelo dia de hoje.

[6 dezembro de 2013] - *Um dia de grandes surpresas*

Me encontrei com a Jen para almoçar no Cymplify. Comendo nachos veganos, ela conta que leu o meu diário e que acredita que ele "seja" um livro.

– O quê? Um livro? – pergunto mais do que incrédula.

– Sim. Você pode publicá-lo e ajudar outras pessoas com diagnóstico de câncer e de outras doenças.

Escutar isso foi tão inesperado. Ao mesmo tempo, fiquei feliz e um pouco apreensiva. Minha intenção era publicar um livro de fotos e relatos das viagens, sobre as minhas andanças pelo Himalaia, África, Índia, Bali, Vietnã, Laos, Nepal e Camboja. Não sou uma escritora, e expor tudo o que passei neste ano soa desconfortável e intimidante, embora a ideia de ajudar outras pessoas seja magnífica. Digo que vou considerar.

No final do dia, conto a notícia com entusiasmo durante um jantar delicioso em um restaurante indiano. A noite terminou com uma inesperada conexão e esperança.

Hoje, escolhi acender e cultivar minha paixão pela vida, me entregar aos meus desejos e a até ousar.

[13 dezembro de 2013] - *Presentes atenciosos*

Ganho um castiçal cavado em uma *pedra* de cristal bruto. Parece com os cristais vistos em Abadiânia, mas neste posso acender uma velinha no meu altar. Que presente especial! Como o aprecio! Amei!

Também ganho o livro *O Alquimista*, do Paulo Coelho.

Parece que o Natal chegou cedo este ano, e sorrio. Hoje celebro a vida, o amor e a amizade.

[16 dezembro de 2013] - *Despertando para atenção plena*

Estou aprendendo a ficar tranquila o suficiente para ouvir minha própria alma e a da sabedoria quieta do Universo. Numa trilha, sentada num tronco debruçado sobre um pequeno lago, observando a fumaça do incenso contorcendo-se, dançando com o raio de sol da manhã que entra pela fresta da janela ou, simplesmente, sentindo o calor da caneca abraçada por minhas mãos, consigo ouvir o silêncio interior. Sinto o gosto da paz, sinto o cheiro da calma. Aos poucos, estou começando a ficar tranquila, a simplesmente existir – isso é *despertar para o que é, e sempre será*.

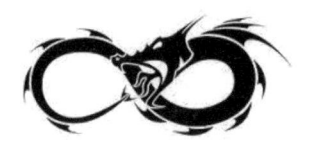

"Felicidade é quando o que você pensa, o que você diz e o que você faz estão em harmonia."

Mahatma Gandhi

E LÁ VOU EU PARA BALI DE NOVO

Meu plano era voltar a Bali em março de 2013 para ver Komang, o menino com ictiose arlequim que tenho ajudado com o tratamento médico. No entanto, minha histerectomia atrapalhou o plano. Mudei a data para maio de 2013, exatamente um ano desde que fui a Bali para conhecê-lo, mas o diagnóstico do Leiomiossarcoma interferiu com minha intenção outra vez.

Eu me lembro de perguntar ao meu oncologista durante a minha primeira consulta:

– Será que vou poder viajar para países em desenvolvimento de novo para encontrar crianças enfermas?

Ele respondeu:

– Sim, você poderá.

Acrescentei:

– Não é perigoso, já que o câncer pode voltar nos meus pulmões, e esses países pobres têm tuberculose?

– Não se preocupe com isso.

Mas, durante os primeiros meses, eu me preocupei, sim, e não poderia sequer sonhar em ir a lugar nenhum. Eu só queria ficar na minha cama, enrolada como uma bola, olhos e ouvidos fechados, e simplesmente deixar as lágrimas rolarem, como elas desejassem. Se meu corpo não me impedia de viajar, dois meses após a cirurgia, o meu estado de tristeza certamente me impedia. O Dragão tinha roubado a minha vida, a minha vontade de explorar o desconhecido, de ir longe e de conhecer e aprender sobre novas culturas. Eu ainda pensava nas crianças enfermas e pobres a serem encontradas, mas cadê a coragem de ir, de sonhar e de ousar? *Como posso sair deste estado de medo?*, eu pensava naquela época.

Mas a vida continuou seguindo, sem parar para sentir pena de mim, e eu também não queria sentir dó de mim mesma. O milagre começou a acontecer quando, pouco a pouco, bem suavemente, comecei a sair da escuridão. Então dei início à criação de novas portas e, ao abri-las, pude enxergar um raio de luz de esperança chegando, entrando e brilhando, bem devagar... e aí as passagens para o Natal em Bali foram compradas.

O voo é muito longo, com bastante tempo para refletir sobre muitos aspectos da minha vida, e os acontecimentos de 2013. Me pego pensando em como minha família está encarando o meu diagnóstico. Cada um está lidando com isso à sua maneira. Meu marido, em estado de negação, acha difícil entender e reagir às minhas necessidades emocionais. Ele respeita minhas decisões quanto à espiritualidade, mas nem sequer considera embarcar na viagem de autodescoberta que eu embarquei. Discussão sobre a vida e a morte está fora de cogitação. Ele diz que este é o seu jeito de se proteger. Vamos deixar assim...

Meu filho adolescente tem sido surpreendentemente receptivo quanto à minha busca espiritual para refletir sobre as questões da vida, do Universo e até mesmo da morte. Ele tem sido solidário e está indo para Bali com o coração aberto.

A reação de minha filha tem sido mista. No fundo do seu coração, ela é solidária e, provavelmente, está com muito medo, mas, sem perceber, ela parece estar em negação também, como uma forma de proteger a si mesma. Isso me preocupa. Prefere não falar sobre o assunto, e eu respeito. Às vezes ela demonstra aceitação pela minha busca espiritual, mas mantém certa distância e parece seguir em frente com a vida, como se não tivesse preocupações. Não sei ao certo se esta é a maneira saudável de lidar, mas espero que seja. Também não tenho certeza se estou interpretando os sentimentos dela corretamente. É tão difícil para nós duas, eu sei.

Às vezes temo que esse tal dragão esteja magoando tanto eles quanto a mim, de formas diferentes, e que ele pode ter o poder de nos afastar.

Sempre converso com os dois, para ter certeza de que eles estão bem, e eles sempre dizem "sim", acrescentando que estão confiantes de que eu vou ficar bem.

Amo muito meus filhos e como eu gostaria de poder poupá-los do sofrimento de ver a mãe com diagnóstico de câncer.

[23 de dezembro de 2013] - *Um dia em Bangkok*

Amanda e John estão trabalhando, e eu levo Yannick pra provar o gostinho de Bangkok e da cultura tailandesa. Já estive aqui antes, então já conheço as atrações turísticas imperdíveis. Visitamos o requintado Palácio Real, fizemos um passeio de barco e andamos pelas ruas, parando pra observar áreas dos protestos políticos.

À noite, jantamos em família no restaurante Cabbage & Condoms, cujos lucros são revertidos para a educação de mulheres, para evitar a gravidez e a Aids. Uma boa causa para apoiar adicionada a uma deliciosa refeição são uma ótima combinação.

[De 24 de dezembro de 2013 a 4 de janeiro de 2014] - *Hora da família em Bali*

Os meninos têm estado bem animados para ir a Bali. Eles me ouviram contar as histórias balinesas da minha viagem à Indonésia em 2012 e encontram-se dispostos a não deixarem o trânsito e os buracos das calçadas de Ubud desviarem a atenção do que realmente importa, e a apreciarem a cultura balinesa. Fora do caos das estradas principais, o clima é sereno, e nós o provamos.

Nos divertimos bastante e desfrutamos de muita diversidade em Bali, começando com o Natal na casa de uns amigos meus. Em vez de um peru, um leitão inteiro, com cabeça e tudo, recheado com ervas frescas, era o ponto central da celebração. Também à mesa, estava meu agora amigo Tony, o *guru* que conheci em 2012. Foi um Natal diferente, mas certamente bem-vindo.

No Ano-Novo, eu, Amanda e Yannick participamos de uma cerimônia *Black Moon* (Lua Negra) nos jardins da casa do Tony. Rituais com muita música, oferendas de flores, água, incenso. A chegada de um "sumo sacerdote" hindu foi o ponto climático da celebração. Não entendemos as palavras e os significados específicos dos rituais, mas a essência era sentida, pois esta falava a língua universal.

Meu filho teve a chance de falar com o Tony em particular e ficou impressionado, afirmando:

– Tudo o que ele disse era verdade!

Memórias foram criadas enquanto nos envolvíamos em atividades descontraídas, como mergulhar nos coloridos corais, andar de bicicleta por vilarejos e arrozais, comer as delícias balinesas, receber massagens, fazer macaquices na Floresta do Macaco, e até ficar só de bobeira, curtindo nosso momento juntos.

Eles experimentaram um pouco da essência de Bali, que eu já conhecia e pela qual me fascinava. As oferendas com pétalas de flores por todos os lugares, que nunca deixam de proporcionar serenidade e um sentimento de paz. A simpatia leve e genuína do povo balinês, incluindo a dos amigos os quais tenho a bênção de ter por aqui. A pobreza que prevalece fora dos resorts e spas que satisfazem os turistas. Na aldeia, onde nós visitamos o Komang, o garotinho que tenho ajudado nos últimos dois anos, acho que viram e sentiram o quanto são privilegiados.

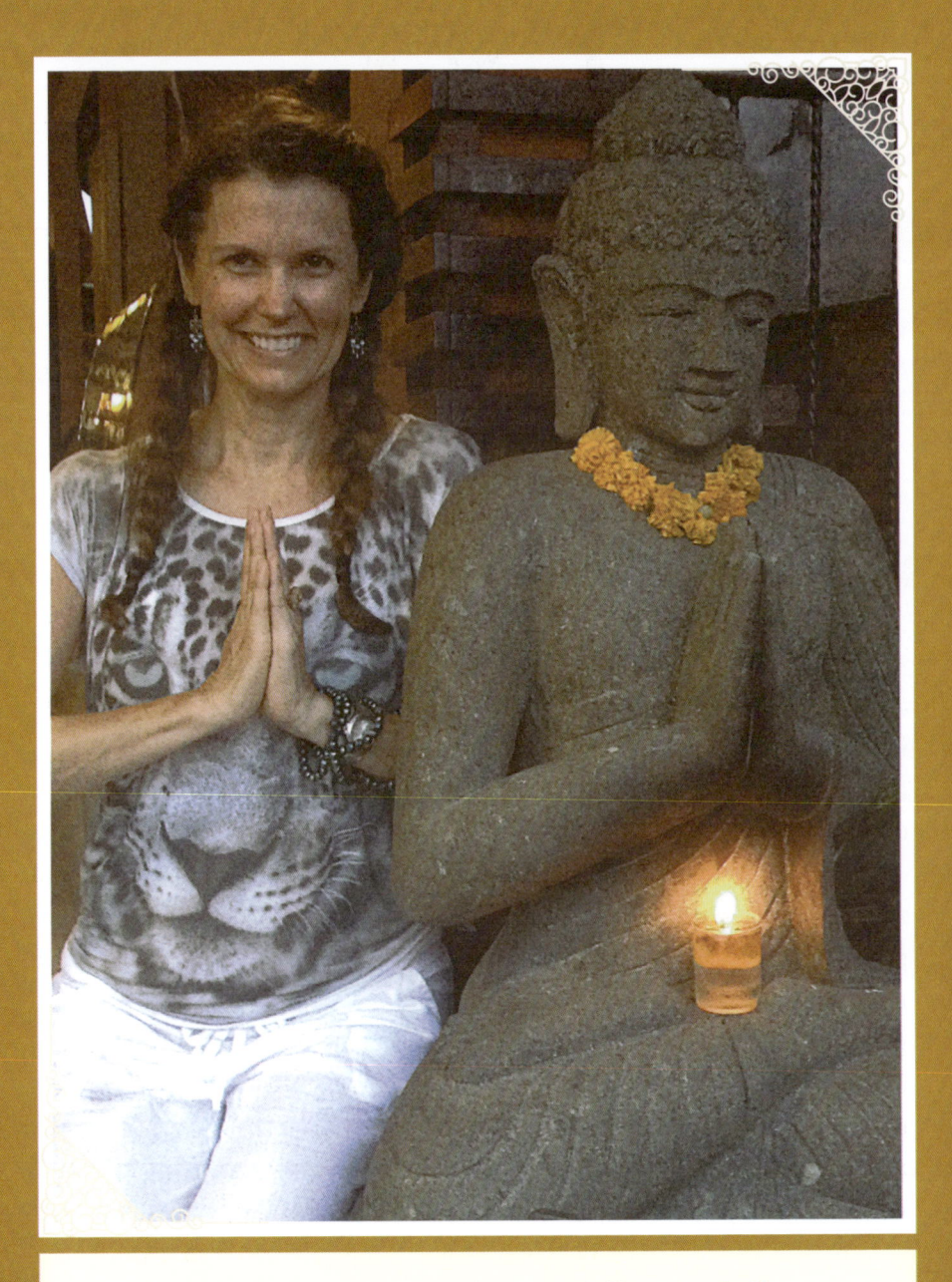

Nutrindo meu corpo e espírito em Bali.

> "*As coisas mais simples da vida são as mais extraordinárias, e só os sábios conseguem vê-las.*"
>
> Paulo Coelho

NUTRINDO MEU CORPO E MINHA ALMA EM BALI

A família voltou para casa nos Estados Unidos. Agora é minha hora de focar em fortalecer meu corpo e alimentar minha alma. Eu sabia que vir aqui me ajudaria a criar uma conexão corpo e mente mais forte, aprofundando minha espiritualidade. Agradeço pelo privilégio de poder estar aqui nesta ilha espiritual para cuidar do restabelecimento do meu corpo e mente.

Mergulho na vibração holística de Ubud, que com certeza vai me fazer bem. O ritmo lento da vida balinesa me atrai; fico encantada quando assisto aos rituais aromáticos e coloridos que acontecem várias vezes por dia nas calçadas, templos ou em qualquer lugar que seja por aqui. O cheiro doce do incenso, as oferendas de florzinhas belas e delicadas, as velas cintilantes e os gestos manuais suaves, feitos durante as orações silenciosas, parecem lançar um feitiço sobre mim. Eles relaxam o meu ser e me fazem sorrir por dentro.

Encontrar o Celeiro da Ioga (Yoga Barn) foi essencial para ampliar meu conhecimento, não apenas quanto à variedade de tipos de ioga, mas quanto às diversas formas de meditação (meditação com taças tibetanas, meditação Yin e mais). Cada prática oferece uma maneira sutil de cura, de me conectar com meu eu mais profundo e de me fundamentar no momento presente.

A coisa incrível é que, embora eu esteja consciente de que tenho a sorte de ter a possibilidade de estar aqui, de emergir completamente em tudo o que o local tem a oferecer, a maioria das pessoas pode ter acesso a práticas de ioga e meditação em sua própria comunidade e em casa. A internet está cheia de orientação gratuita. Ioga e meditação são para quem quiser acalmar o corpo e a alma, se tornando mais forte física e emocionalmente. Desse modo, essas práticas oferecem grande suporte para as pessoas que lidam com o estresse, não só relacionado ao câncer, e seus entes queridos também.

Sou vegetariana há muitos anos, mas, desde o meu diagnóstico, tenho sido ainda mais consciente quanto à saúde e alimentação. Sempre reconheci que focar na saúde é imperativo, mas não há maneira de contornar o fato de que, uma vez que você recebe um diagnóstico grave, especialmente um no qual os médicos dizem que a única coisa a ser feita é ser positiva, você começa a procurar por minuciosas mudanças positivas que pode adicionar, e a nutrição entra em primeiro plano.

Em casa, faço suco verde, como frutas, legumes, grãos e cereais integrais, e opto por produtos orgânicos. Aqui em Bali, eu peço comida vegetariana balinesa com um suco de frutas variadas ou um *lassi*. É sempre uma refeição completa, repleta de ingredientes frescos e nutritivos (e nunca pago mais do que 4 dólares por elas).

[6 de janeiro de 2014]: *Deixando Ubud e O Alquimista*

Hoje, o dia começa como os outros desta semana. Acordo ao som de pássaros, principalmente os pombos, que parecem me chamar para que eu não perca a glória de mais uma manhã. Mas há algo especial nesta manhã: estou tomando o café da manhã enquanto leio O *Alquimista*, do Paulo Coelho, um presente de uma pessoa querida. Trocamos torpedos e, como combinado, começamos a ler o livro ao mesmo tempo. Esse ato simples me deixa contente, sentindo a nossa ligação, mesmo estando longe e separadas e em continentes diferentes. A alegria da amizade toma conta de mim; meu coração sorri enquanto vive essa simples felicidade.

"É a possibilidade de ter um sonho realizado que torna a vida interessante." *O Alquimista*.

No início da tarde, caminho na chuva. Ela cai forte enquanto procuro um lugar para almoçar. As calçadas daqui deveriam ter outro nome, um que descrevesse a sua singularidade. Elas são perigosas, incrivelmente desniveladas, com toneladas de buracos, como nunca vi em nenhum lugar do mundo. Somando a chuva a isso, pode haver um desastre a cada passo.

Depois de um chá de gengibre, limão e mel no *The Kafe*, subo as escadas do Celeiro da Ioga para fazer outra desafiante aula de ioga de noventa minutos; desta vez, Vinyasa Flow nível avançado. Faz cerca de 86 graus Fahrenheit, mas com umidade que parece 100%. Nunca suei tanto na vida, mas o importante é que me sinto incrível. Controlando meu corpo delicadamente, deixo para trás todos os pensamentos. Pratico apenas estar no momento, corpo, mente e espírito em pura harmonia. Quando saio, me sinto leve e me pego conversando com o instrutor por um tempinho.

Um novo amigo australiano está me esperando do lado de fora, para tirar umas fotos e, depois, vamos a um café tomar um *smoothie* refrescante de manga, maracujá e gengibre. Divino, assim como Bali.

[7 de janeiro de 2014]: **Um novo ritmo de vida**

Já estabeleci uma rotina sadia durante minha permanência em Ubud, que inclui três refeições saudáveis, leitura/tempo para relaxar, uma ou duas aulas de ioga, sessão de meditação, caminhadas e uma massagem. Sinto-me saudável, leve e à vontade. Estou transbordando de felicidade e gratidão.

Jantei algumas vezes com os meus amigos de Bali. Hoje me encontro com Tony. Sentados em almofadas no chão, desfrutamos de uma refeição saborosa, incluindo um caril de cubos de jaca verde (com casca!). A conversa hoje tem um tom mais profundo.

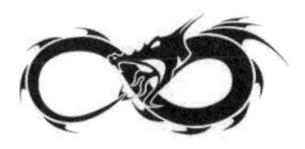

"Não conhecemos pessoas por acaso. Elas são destinadas a cruzar o nosso caminho por um motivo."
Desconhecido

UM CASO DE COINCIDÊNCIA, CANALIZAÇÃO OU SINCRONICIDADE?

Ontem, enquanto estava na piscina, uma mulher escandinava e sua filha, chamada Amanda, como a minha, me recomendou um pequeno spa perto do hotel como um ótimo lugar para massagens. Já tinha passado pelo Jaen Spa várias vezes, mas nunca me deu vontade de entrar.

No entanto, hoje, quando terminei a sessão de meditação, estava com fome e morrendo de vontade de fazer uma massagem. Estava ficando tarde, então fui para o Jaen Spa, sem marcar.

Uma jovem grávida me atende e explico que adoraria uma sessão de massagem, mas ainda precisava jantar também, e perguntei se ela poderia me encaixar. Ela disse que eu poderia receber a massagem em poucos minutos, e que poderia jantar depois. Perguntou de onde eu era e, quando respondi dos Estados Unidos, ela se vira para o homem sentado na sala de espera, dizendo que ele também era. Eu não diria, olhando sua aparência, já que ele era de descendência asiática. Ele pergunta onde moro nos EUA, e eu digo Gainesville, Flórida. Ele sorri contente, dizendo que ele é de Tampa, uma cidade perto da minha. Nossa! O primeiro americano que conheço em Bali e mora perto de onde eu venho. Interessante!

Quando termino a sessão de uma hora de massagem divina, o spa está prestes a fechar e só a mulher grávida e um jovem estão lá. Enquanto pago, ela pergunta:
– O que você faz?
– Profissionalmente? – pergunto.
– Sim – ela responde.
– Sou nutricionista.
– Ah. Posso te fazer uma pergunta? Talvez você possa me ajudar.

O jovem, que agora sei que é o marido dela, começa a falar com ela em balinês. Eles vão e voltam discutindo entre si e, mesmo não entendendo uma palavra do que eles estão dizendo, sinto que ele está tentando convencê-la a não me fazer a tal pergunta.

Ela continua:
– Existe alguma coisa que eu possa comer ou tomar para ajudar na minha gravidez?
– Você é vegetariana, não é? Consome produtos lácteos? – pergunto, pensando que, provavelmente, ela está preocupada em não estar consumindo proteína, ferro e cálcio o suficiente.

Ela responde dizendo que é vegetariana e que não há qualquer laticínio em sua dieta.
– Você toma suplementos de cálcio e ferro? – pergunto.
– Não – ela responde.

Explico a importância de tomar os suplementos. Então, ela me pergunta se eu poderia me sentar um pouco e diz que vai pedir uma refeição vegetariana para nós três. O marido parece apreensivo. Acho isso tudo um pouco estranho, mas, de alguma forma, sinto que ela precisa da minha ajuda. Digo que posso ficar um pouco, porém não havia necessidade de pedir comida. Ela insiste, dá uma ligada para um restaurante, eu acho, e dirige-se à porta da frente do spa, fechando-a.

Sentei-me e ela continua.
– Eu estou com um problema na minha gravidez. O médico nos disse que o bebê tem um problema cardíaco, e que ele precisa

de uma operação, ainda no meu ventre, ou ele vai morrer. A cirurgia tem que ser realizada na Tailândia ou em Cingapura, porque este é o primeiro caso em Bali, e os médicos daqui não podem me operar.

Eu me senti tão triste por ela, mas também intrigada: *Por que ela está me dizendo tudo isso? Como poderia ajudá-la?* Não sou cirurgiã.

Ela continua me perguntando:

– Você pode me ajudar?

Não sei se ela está pedindo ajuda financeira ou o quê. Digo que sinto muito e que sou apenas uma nutricionista, e não médica.

O marido então diz:

– Eu te disse. – E olha para ela.

A mulher desabafa, enquanto chora. Diz que se sente sozinha, porque a única pessoa que sabe sobre isso é o marido dela, e ele nem ninguém entende o que ela está passando. Ela conta que o pai dela morreu jovem, e a mãe não a queria. Diz que foi agredida verbalmente e espancada pelos membros da família que a criaram, e que foi tratada como um cão. Adiciona que foi salva daquela vida pelo seu marido, que é o seu melhor amigo, mas agora ele não pode ajudá-la, pois não sabe a dor que ela está sentindo.

Sinto a sua dor, solidão e medo. Sem saber o que fazer, senti que, de alguma forma, eu precisava contar minha própria história, para que ela pudesse sentir que alguém realmente entendia pelo que ela estava passando. Hesitante no início, segui meu instinto e disse:

– Eu entendo o que você está sentindo. Fui diagnosticada com câncer, um tipo raro, sem tratamento específico, e não há muito que eu possa fazer.

Os dois disseram o quanto lamentavam ouvir isso.

Lá no fundo, senti uma vontade mais forte de dividir o que aconteceu com meu bebê, mas teria que contar que ele morreu. Eu hesitei, mas minha intuição falava mais alto, insistindo: *Continue! Isso vai ajudá-la.*

Ainda um pouco relutante, começo a falar:

– Também entendo como se sente em relação ao seu filho. Perdi um bebê no meu ventre quando estava grávida de oito meses.

Sua expressão mudou, a tristeza ficou estampada em seu rosto, mas também pude sentir que uma conexão, uma ligação maior entre a gente, havia sido criada instantaneamente, e que ela não se sentia mais tão sozinha.

O jantar chega e a conversa continua por mais algumas horas. Me pego aconselhando-os sobre o que perguntar ao médico, como serem solidários com as necessidades e sentimentos um do outro, e muito mais. Eram 23 horas quando me levantei para ir embora, recebendo abraços fortes dos dois e um agradecimento sincero.

Vou para o meu bangalô sentindo tristeza em meu coração, mas também com um sentimento de recompensa. Mesmo tendo sido um encontro inesperado e muito estranho, eu sei que isso aconteceu por um algum motivo. Sei que os ajudei. Minha mente não consegue evitar e reflete: *Isso foi um caso de sincronicidade? Canalização? Por que a jovem decidiu se arriscar e falar especificamente comigo, uma estranha, dentre as centenas de clientes que entram e saem do seu spa? De alguma forma, ela me escolheu, uma mulher que tinha perdido um bebê e poderia se empatizar com ela.*

Humm! Isso não foi coincidência. Tenho certeza. O Universo parece mesmo ter seus "meios"!

[9 de janeiro de 2014]: *Desconforto até no paraíso*

Depois do café da manhã, me sento na piscina e ligo para minha irmã, Andrea, no Brasil. Conversamos por um longo tempo. Nem todos os assuntos são leves. Compartilho umas ideias sobre as futuras mudanças na minha vida. Geralmente, encontramos algo alegre para conversar, mas, desta vez, realmente tivemos que procurar assuntos leves, já que nós duas temos coisas pesadas em nossas mentes.

Tento escrever, mas meu MacBook fica me alertando que não está feliz. Ontem ele apagou o meu arquivo, acabando com dias de edição em que havia trabalhado. Em vez de me sentir furiosa, respirei MUITO fundo e devagar, e me convenci de que era para ser; deixei pra lá.

Esqueça sobre editar o passado e se concentre em escrever sobre Bali, o agora, disse a mim mesma. Coincidentemente, ou não, minha editora me mandou exatamente o mesmo conselho!

Humm!

Recebo uma mensagem perturbadora de uma pessoa pela qual prezo muito. Meu coração fica perturbado. Tento ignorar, mas me machucou.

No início da noite, na fila do Celeiro da Ioga, conheço rapidamente um casal muito simpático. Trocamos algumas palavras e nos despedimos ao sair para uma refeição rápida antes de o evento iniciar. Eles pegam suas bicicletas; eu vou andando. Surpresa, surpresa! Nós acabamos no mesmo restaurante, compartilhando uma excelente comida e batendo papo. Foi como uma daquelas conexões instantâneas.

A terapia milenar do som com taças antigas tibetanas é algo mágico. Fica mais fácil de chegar ao estado meditativo profundo. Eu me restabeleço enquanto relaxo. Deixo tudo para lá e me alegro serenamente. Adormeci durante a sessão, algo muito raro para mim. Saio flutuando.

Apesar de ir dormir com meu corpo relaxado, minha mente vagueia, porque, dentro dela, há uma inquietação profunda. No início do dia, fui julgada injustamente, e isso deixou uma mágoa profunda, que insisti em permanecer. Há um desejo de justificar o julgamento pesado que recebi, principalmente porque ele veio de alguém por quem tenho um carinho muito grande. Estou triste e decido escrever um e-mail.

Às 2 horas da manhã, ainda estou acordada. Pego meu computador para escrever para minha filha, enviando um link do livro *Eu*

Consigo!, da Louise Hay, como prometi. Desligo o computador e as luzes e fecho os olhos. Lá fora, nos campos de arroz, os sapos fazem sons de acasalamento. Demora um tempo, mas eventualmente adormeço, apenas para acordar novamente às 4 horas da manhã.

Eu não quero escrever. Não quero mais nada, só quero dormir. A insônia me incomoda, como sempre. Ioga, meditação, caminhadas, escrever, comer bem – do que mais minha mente precisa para repousar e deixar meu corpo descansar? Do que mais? Sem cafeína, sem álcool, quarto escuro, interiorizar. Nada parece funcionar. Eu decido tomar um Xanax e esperar que ele me nocauteie, mas só me manteve adormecida por três horas. É só isso?, berro por dentro. E, para piorar as coisas, acordo ansiosa, me sentindo para baixo. Não quero sair da cama, mesmo ouvindo o som dos pombos me chamando, enquanto a luz do sol penetra pelas cortinas da janela.

Então, aqui estou, escrevendo, tentando colocar para fora o mal-estar, sair dessa tristeza. Pelo amor de Deus, estou em Bali para me restaurar mais profundamente. *Sai dessa, mulher*, uma parte de mim diz. Mas a outra parte quer apenas se enrolar na cama e não ouvir os sons do novo dia.

Ao terminar de escrever estas linhas, já me sinto melhor, o suficiente para botar meus pés no chão, determinada a seguir em frente. O que aconteceu? Meu ego se feriu, se agitou, e deixei que ele perturbasse minha paz interior. Agora vou desligar o computador, acender um incenso, fazer uma oração e saudar o novo dia. E assim vou eu, me aventurando num novo dia.

[10 de janeiro de 2014] - *Laços significativos são criados*

Depois do café da manhã, leio um pouco e saio para um delicioso passeio por uma plantação de arroz. Sinto-me como em um estado meditativo espontâneo, leve, sem o mínimo esforço, enquanto conectada à natureza, respirando o ar fresco, observando os pássaros deslizando sobre os campos de um verde-limão vivo, brilhante.

No caminho de volta, me surpreendo com alguém chamando meu nome em voz alta. Viro-me e vejo a Nina e o Russ, o casal que conheci no dia anterior, em suas bicicletas. Eles dizem que estiveram me procurando, pois fizeram para mim essa bebida saudável com fruta do dragão fermentada, entre outros ingredientes. Eles me entregam uma garrafa grande com um suco de cor fúcsia bem forte.

Indo para o hotel, ao passar em frente ao pequeno Spa Jaen, Putu, a jovem dona, corre de braços abertos chamando meu nome, me dando um grande abraço. Ela acabou de chegar da aldeia do marido, a três horas de distância, aonde ele foi pedir as bênçãos de seus pais antes da viagem de dez dias para Java. Os balineses são muito tradicionais, e os laços e respeito entre os familiares, muito fortes.

Eu precisava de uma massagem e ela insistiu que o marido seria o *masseur*. Recebo uma massagem muscular profunda de duas horas maravilhosamente relaxante. Eles, agora meus amigos, insistem em não me deixar pagar.

– Você é nossa amiga e nós somos nossos próprios patrões. Não cobramos de você. Por favor, sente-se.

São dez da noite, bem depois da hora de fechar, às 19 horas, mas eles insistem que eu coma um prato de mamão cortado com destreza e tome uma xícara de chá quente. Sinto-me em paz, meu corpo ainda flutuando sob o efeito da massagem relaxante.

Janto no restaurante ao lado. Não é a atmosfera que eu teria escolhido, mas já é tarde e não vejo a hora de terminar o dia no meu bangalô. O restaurante é grande e está vazio, exceto por um homem estrangeiro de uns 60 anos com uma mulher asiática mais jovem. Ele fala em inglês, tentando explicar a ela sobre a crise mundial financeira. Ele fala sobre os anos 1980 e 1990 com detalhes. A mulher não diz uma palavra. Ela, provavelmente, não entende nada do que ele está falando com tanto entusiasmo. É importante para ele; é insignificante para ela, me parece. Eu faço o pedido, como e vou embora.

Passo pelos campos de arroz, encharcados com água. Os sapos são barulhentos. Eles falam línguas diferentes, cada um com um som vigoroso e único. Normalmente, tenho medo de sapos, não me pergunte o porquê, mas não quando ando pelos campos de arroz infestados de anfíbios, no caminho para o meu bangalô. Parece que estou começando a me sentir em casa neste recanto do mundo.

Na cama, penso no casal balinês do spa, em suas esperanças, em seus sonhos, em seus medos e neles dizendo: "Nós não podemos te cobrar. Você é nossa amiga".

[11 de janeiro de 2014] – *Mais um dia balinês de ioga, conexões e restabelecimento*

Acordo às 2 da manhã novamente, mas volto a dormir, para acordar de novo às 6 horas com uma dor de cabeça daquelas. Pratico a respiração e o relaxamento que aprendi durante a Ioga Nidra. Eu me deito imóvel, inspirando através de apenas uma narina e expirando pela outra. Depois desvio a atenção para uma única parte do meu corpo, sentindo a energia fluir somente para aquela área. Começo com cada dedo de uma mão, individualmente, passando lentamente para cada parte e cada órgão do meu corpo. Pratiquei isso umas duas vezes com muito sucesso, mas hoje de manhã, só tive um resultado parcial. Talvez, ontem à noite, eu tenha contado mais do que deveria ao casal, revivendo o diagnóstico. Talvez ainda esteja magoada com a mensagem que recebi. Talvez seja tudo.

Posso falar sobre meu diagnóstico com facilidade, mas provavelmente existe um peso interno profundo por baixo disso, certo? Caso contrário, não acordaria com enxaqueca. Mas, enquanto escrevo, vejo a luz do sol espreitando pelas laterais das cortinas e me sinto disposta a levantar e começar outro dia, fazendo dele grandioso.

Depois do café da manhã, vou para uma aula de Vinyasa Flow. A aula tem um ritmo acelerado, difícil, mas o instrutor inclui a respiração e a espiritualidade de uma forma holística e harmoniosa.

À noite, haverá um programa especial com uma mescla de nove

músicos, do Oriente Médio, Chile, Finlândia e Havaí. Estarão lá também um padre balinês em formação e uma dançarina americana. É uma mistura artística interessante, esotérica, e eu curto completamente a noite.

O dia termina como a maioria dos dias aqui em Bali. Ouço sapos no campo de arroz, e os guinchos das osgas, um tipo de lagartixa que emite um som estridente, anunciando que está em algum lugar acima da minha cabeça. Acendo um incenso, coloco o mosquiteiro para baixo, abraço o meu dragãozinho roxo de pelúcia e fecho os olhos, agradecida por mais um dia vivido.

[12 de janeiro de 2014] – Um dia espiritual no Templo Mãe com Tony

Tony me convidou para fazer uma viagem ao Pura Besakih (Templo Mãe), considerado o templo Hindu mais sagrado em Bali. Debruçado sobre as encostas do Monte Agung, a mil metros de altura, o complexo de templos de mais de mil anos é bonito e sua vibração, serena. Pelo fato de meu amigo ser conhecido em Bali como um "guru" espiritual, o "padre" hindu nos fornece uma cerimônia abençoada enquanto fazemos as oferendas de pequeninas flores e incenso. Foi um momento muito especial e inesquecível.

Na viagem de volta para Ubud, conversamos e eu conto alguns dos acontecimentos do ano passado. Ele se vira para mim e diz:

– Você sabe que você é como eu? Você tem um dom. A pergunta é: quer desenvolvê-lo? Isso requer tempo e compromisso.

Uau! Não esperava por essa! De novo, aqui vem essa história outra vez, de eu ter um "dom", uma intuição mais profunda. Ignoro o comentário, como fiz antes.

Foi um dia muito especial, daquele que um turista normalmente não chega a experimentar. Mais uma vez, sinto-me abençoada, tendo imergido espiritualmente com a pura essência balinesa.

Ao entrar na minha cama de dossel coberta com o mosquiteiro, olho para o teto alto e pontudo feito de palha trançada magnificamente, apoiado por bambu. É um teto lindo! Sinto gratidão por estar aqui, aprendendo a ser, simplesmente ser.

E fecho os olhos, terminando mais um dia feliz.

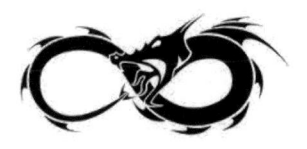

"Responda a todas as chamadas que excita o seu espírito."
Rumi

CONCENTRANDO-ME EM AJUDAR NA CURA DAS CRIANÇAS

O motivo pelo qual vim a Bali em 2012 foi para ajudar uma criança com necessidade de cuidados de saúde. Uma das razões pela qual estou voltando agora é continuar minha missão, que se estendeu para ajudar muitas crianças. Através da HCH, minha pequena ONG, comecei uma parceria com a conhecida ONG Bali Kids, para proporcionar cuidados de saúde para as crianças que encontrei com a doença genética muito rara, ictiose arlequim ou ictiose *fetalis*, e com alto risco de vida. Atualmente, há oito crianças balinesas sendo tratadas desde que eu trouxe o diagnóstico e tratamento para Bali, incluindo um bebê de sete meses de idade, que vou conhecer hoje.

Nossa ligação ocorreu instantaneamente. Segurá-lo em meus braços, ele segurando um dos meus dedos fortemente enquanto sorria, saber que está sendo cuidado e não sofre como Komang sofreu por tantos anos sem tratamento. Ah! Que bom que o Universo ajudou-me a procurar, encontrar e vir até essa ilha no outro lado do mundo! Quanta gratidão!

Sinto um grande alívio em saber que essas crianças balinesas desfavoráveis estão recebendo os cuidados médicos necessários que elas merecem.

Hoje também conheci um menino de 9 anos com sequelas neurológicas. Comecei a apadrinhá-lo em 2012, antes do meu diagnóstico de câncer. Partiu meu coração descobrir que, quatro anos atrás, ele era uma criança normal e feliz, quando teve sua primeira convulsão; que até dois anos atrás ele podia andar, e que há um ano ele podia se comunicar verbalmente. Sua mãe disse que o único diagnóstico que os médicos lhe deram foi "convulsão", e ele nunca recebeu qualquer forma de tratamento para qualquer coisa durante os últimos quatro anos. Sem exames, sem fisioterapia, sem alimentação adequada. Ele nunca esteve em uma cadeira de rodas até eu começar a apadrinhá-lo. Ele parece desnutrido. Compreendo que há uma possibilidade de que seu estado faz parte do destino ao qual estava determinado a ter, mas, no fundo do meu coração, acredito que essa criança poderia ter sido ajudada com cuidados de saúde adequados. De novo, isso me deixa triste pela condição dele, e também grata por todos os cuidados que recebi este ano durante a minha própria jornada médica.

No caminho de volta para Ubud, reflito sobre o fato de que o dia da minha partida se aproxima, e sinto que ainda não estou pronta para voltar para casa. A paz e a leveza que vou levar comigo vão ser confrontadas por um novo exame poucos dias depois do meu regresso, pela rotina do trabalho e com o que venha a acontecer quando encarar assuntos matrimoniais pendentes. Mas a realidade me chama e eu tenho que ir.

[18 de janeiro de 2014] - *Último dia em Bali*

Almocei com as pessoas que posso chamar de amigos de verdade, aqueles com quem já tinha uma conexão desde 2012, e um casal que conheci durante esta viagem. Foi um momento de alegria, mas havia um sentimento oculto de saudade, uma vez que estaremos em continentes distantes até Deus sabe quando.

Fiquei um tempo com a Nina e, no meu caminho para uma última massagem no Spa Jaen, paro para contemplar um magnífico pôr do sol. Penso num amigo que curte pôr do sol tanto quanto eu.

Os momentos que vivi hoje, e durante todos os outros dias aqui em Bali, serão adicionados à minha coleção de momentos inesquecíveis que valem a pena ser guardados. Agora tenho que fazer as malas, já que amanhã de manhã digo adeus a esta ilha encantadora.

Durante a viagem para o aeroporto, penso nas passagens do livro *O Alquimista*, que falam sobre a nossa "lenda pessoal" ou missão na vida. *Qual é a minha lenda pessoal?*, eu me pergunto. Acho que durante muitos anos era ter uma família feliz e educar bem as crianças. Depois, juntando a isso, foi encontrar e ajudar crianças carentes com necessidades médicas não atendidas e, finalmente, render ao meu desejo de explorar o mundo, conseguindo vivenciar outras culturas em primeira mão, como o Santiago do livro *O Alquimista*. Tenho a sensação de que tenho ainda mais *chamados* nesta vida, e devo acreditar que me serão permitidos tempo e saúde para fazê-los acontecer. Só o tempo pode avaliar isso, certo? Por agora, eu espero.

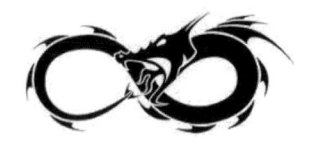

"*Eu acredito em tudo até ser desmentido. Então, acredito em fadas, mitos, dragões. Tudo isso existe, mesmo que seja na sua mente. Quem vai dizer que os sonhos e pesadelos não são tão reais como o aqui e agora?*"

John Lennon

DE VOLTA AOS EUA PARA O CHECK-UP DE NOVE MESES

O principal motivo para voltar de Bali foi meu compromisso a cada três meses com o exame de tomografia computadorizada. Tenho uma espécie de relação amor e ódio com a tal máquina. Odeio que o câncer tenha entrado na minha vida e em meu corpo, e que tenha que receber radiação depois de tomar contraste tóxico; mas o amo, pois sou grata que haja tal máquina que pode detectar se o *filho da mãe* voltar.

Depois de meu período na Indonésia, senti-me confiante até o dia anterior ao exame. Recebi notícias da amiga da Califórnia, que foi diagnosticada com carcinoma no pulmão há cinco meses. Ela passou por quimioterapia e radioterapia e seu prognóstico deveria ser bom. Agora o danado do câncer apareceu em seu cérebro e medula espinhal. Senti uma tristeza muito grande por ela, e o medo tomou conta de mim novamente. É difícil não pensar que esta é uma doença mortal e sorrateira, e que pode roubar você da sua vida muito rápido, de repente.

Quando as lágrimas começaram a escorrer, decidi praticar o que prego aos outros: "O exercício pode ajudar com o estresse e a ansiedade, principalmente quando você não tem nenhuma vontade de fazê-lo". Então vou a uma aula de dança do ventre. *Melhorei? E como!* Sinto-me melhor.

[22 de janeiro de 2014] - *O dia do exame*

A manhã chega e, às 7 horas, bebo o Bário. Decidi que vou à clinica sozinha, pois aprendi que, se a companhia que você tem não é solidária, é melhor encarar o exame consigo própria. No entanto, ao sair dirigindo na manhã congelante de inverno, me vejo debaixo do céu azul mais lindo, o sol nas minhas costas e a lua lá na frente. Penso e sinto: *Não estou sozinha; estou com o Universo.* Um sorriso aflora, e sigo em frente, fisicamente sozinha, mas espiritualmente conectada com TUDO.

Estava calma durante a tomografia e saí de lá serena. Ouvindo Deva Premal, fui ao Cymplify Cafe.

Sinto-me na companhia do "agora". O amanhã virá com os resultados dos testes, mas, neste momento, somos apenas o calor da xícara de café em minhas mãos e eu. Hoje, cultivo o agora e a minha paixão pela vida.

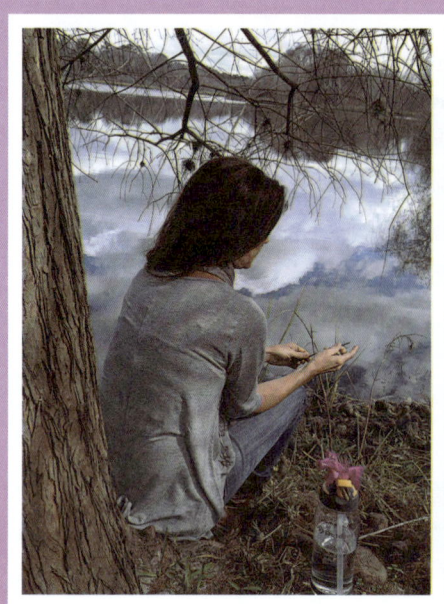

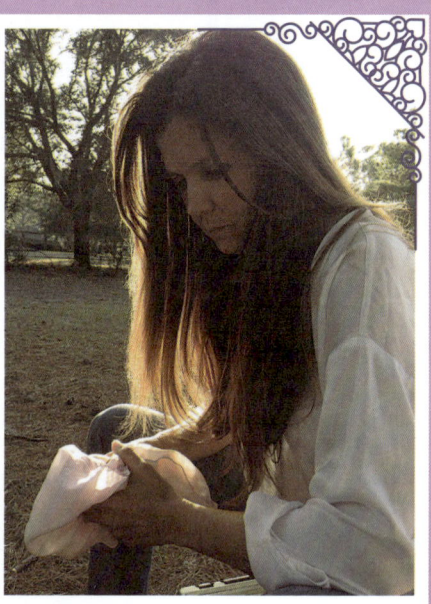

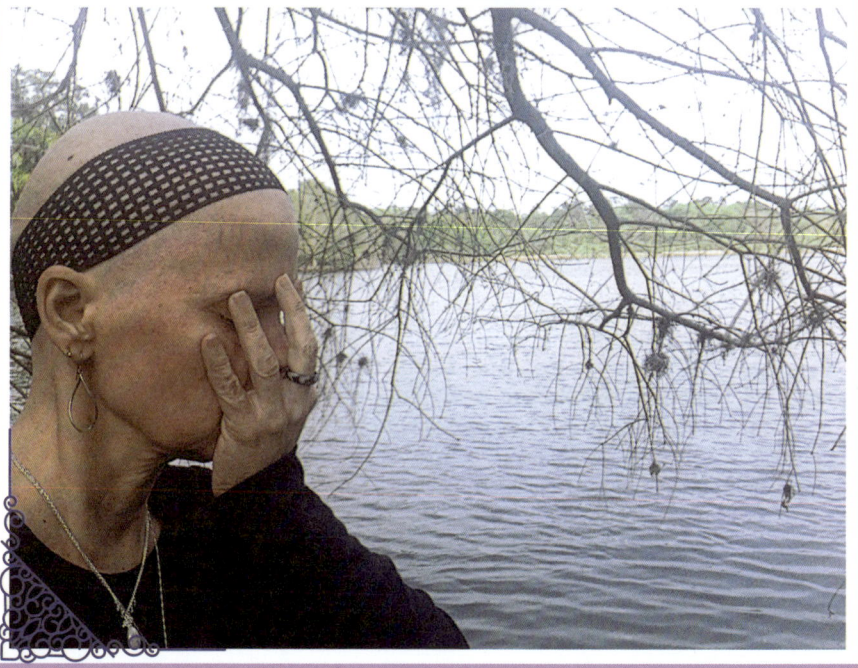

Tristeza e contemplação à beira do lago Alice,
desapontada com a falha da minha intuição
e com o Universo.

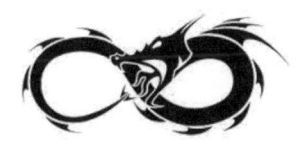

"O inesperado pode te eliminar. Mas o inesperado também pode tomar conta e mudar sua vida." -

Ron Hall

[23 de janeiro de 2014] - *Reviravolta inesperada: o dragão desperta*

Minha intuição que diz que tudo está bem, que meu corpo está saudável e livre do câncer, é esmagada numa fração de segundo. O médico entra na pequena sala e pergunta se eu tenho quaisquer sintomas, como tosse. Naquele instante, sei que tem alguma coisa errada. Escuto:
– Foram encontradas cinco lesões (tumores) em seus pulmões.
O DRAGÃO DESPERTOU!
Olho para o teto, tentando encontrar motivos vindo do Universo. Sinto-me anestesiada, suspensa em tempo e espaço irreais. Minha boca murmura um agonizante e baixo *"Não"*, seguido de mais um. As lágrimas escorrem silenciosamente pelo meu rosto. Estou em choque, num estado de completa descrença. A maneira como minha mente, corpo e espírito sentiam-se, em apenas uma fração de segundo atrás, não corresponde a esta realidade que me é apresentada. *Como posso me sentir tão viva, tão cheia de energia, vitalidade, entusiasmo e, assim mesmo, ter um câncer mortal se espalhando dentro de mim, devorando meu corpo?* Não faz sentido. Estou brutalmente decepcionada. Sinto-me impotente.
O oncologista diz que espera que as manchas sejam um falso positivo, já que eu acabo de voltar de Bali. Poderiam ser uma infecção

ou vírus. Assim, ele sugere que eu faça uma biópsia para confirmar. O medo me invade novamente, mas quero que a biópsia seja feita o mais rápido possível.

Minha amiga Martha está me esperando do lado de fora. Eu saio e, enquanto a abraço, choro e choro. Ligo para minha irmã Andrea no Brasil. As palavras saem tão desesperadamente quanto os soluços do choro e das lágrimas que escorrem. Ela diz que virá no dia seguinte para estar ao meu lado, mas que também acredita que as lesões sejam um falso positivo.

No dia seguinte, meu oncologista liga dizendo que a biópsia programada foi cancelada, porque o especialista descobriu que o nódulo maior não é acessível. É solicitado, então, um PET-Scan (tomografia por emissão de positrons).

[27-28 de janeiro de 2014] – *Mais notícias surreais*

Andrea, John e eu vamos para a clínica de oncologia, para o PET-Scan. Não sei como, mas encontro-me calma e até "viajo" em minha mente, enquanto medito, esperando que o contraste injetado faça seu trabalho.

No dia seguinte, nós três voltamos para os resultados, todos exultando esperança. O oncologista entra e não demorou muito para ele anunciar:

– Eu sinto muito. Há metástase no fígado também: cinco nódulos extras, além dos pulmonares.

Que choque!!! Outro golpe inesperado no meu caminho que parece ser completamente surreal. A realidade que sinto por dentro não corresponde à realidade médica passada para mim. *Deus, isto não faz qualquer sentido. Por quê? Por quê? Por quê?*

Perco o chão enquanto o doutor Gordan explica que há um novo tratamento experimental em andamento na Clínica Mayo, que inclui duas drogas de quimioterapia, além de um medicamento em estudo, um anticorpo. Aleatoriamente, dois terços dos pacientes receberão o anticorpo, e um terço será um placebo. Sussurro que vou considerá-lo, pensando comigo mesma: *Que outra escolha eu tenho?*

Na calada, meu íntimo grita: *Como isso pode estar acontecendo? Eu me sinto tão saudável. Tenho feito tanto! Até mesmo indo para o Brasil ver o João de Deus. O Dragão cruel ainda está se espalhando. Por que, Deus? Por quê?*

Quando o médico sai da sala, me viro para meu marido e, com muita raiva, desabafo:

– Você está fora da negação agora? Está?

Choro no ombro da minha irmã e ainda mais dentro do meu coração. *Metástase, quimioterapia, tratamento randomizado. Estou acabada, despedaçada.*

Na volta para casa, em silêncio, penso em meus filhos. *Ai, Deus! Como eu gostaria de poder dar uma boa notícia a eles e poupá-los dessa, tão dolorosa.* Mas a verdade não pode ser escondida e, quando chego em casa, com um mar de lágrimas fluindo, dou a terrível e grave notícia, prometendo a eles que vou lutar muito para vencer a batalha, mesmo que, nesse momento, não tenha nenhuma força. Sinto-me dormente por dentro.

Em pouco tempo, o oncologista especialista em sarcoma da Clínica Mayo me liga e discute o tratamento experimental e seu protocolo.

Meus amigos próximos vêm aqui para casa. Choro em cada ombro oferecido, enquanto convido profunda tristeza dentro do meu ser. Peço a Gideon, que é cientista, para rever o protocolo. Estou sem nenhuma condição de ler ou tomar qualquer decisão. Minha amiga Joy liga para outro oncologista, e também para o meu amigo e médico, Ed, que também tem leucemia. Gideon discute o protocolo com eles, e eu tomo ali mesmo a decisão de me inscrever no tratamento.

Tomo um Valium que o médico receitou, e consigo comer uma fatia da pizza com a família e os amigos próximos, mas só gostaria mesmo era de sumir, desaparecer. Pareço calada, mas, por dentro, estou gritando. Queria que este dia, esta notícia e esta realidade fossem só um sonho, um pesadelo do qual eu pudesse despertar. Não quero pensar, não quero sentir. Estou desolada.

    Acordo no dia seguinte e tudo o que eu quero é *voar* para um lugar que seja como um ninho seguro. Quero um abraço forte, sucumbir a um estado de sonho, assistir a dança da fumaça do incenso com um raio de sol. Quero fugir dessa realidade cruel que quer me puxar para baixo, consumir meus sonhos, minha vida, meu ser.

> *"Coragem é estar apavorado e mesmo assim fazer."*
> Laurell K. Hamilton

[30 de janeiro de 2014] – *Outro recomeço: tratamento para domar/massacrar o dragão*

Uns dois dias depois, estou na Clínica Mayo, conhecendo o coordenador do estudo e oncologista, me inscrevendo para o tratamento, com o apoio dos entes queridos que encheram a sala do médico além da sua capacidade: Gideon, Joy, Andrea, Amanda, John e eu.

Deixei Gideon fazer as perguntas sobre o tratamento. Estou bem na minha, pensando que, a esta altura, não tenho opções. Entreguei-me. Mas faço umas duas perguntas ao médico:

– Quanto tempo vão durar os tratamentos?

– Nove meses, um ano, um ano e meio ou até você desistir – ele responde.

Essa última parte da frase atravessa meu coração como uma lança. Naquele momento, soou como: *Vai ser muito difícil, pode ser que você não aguente e desista.* Depois, no entanto, consigo pensar: *Eu vou aguentar o tratamento e ele vai funcionar, você vai ver.*

– Ainda posso viajar para o Brasil daqui a quatro meses? A viagem já está marcada – para ver João de Deus e, em seguida, férias com a minha família durante a Copa do Mundo.

O "não" veio instantaneamente.

– Posso ir apenas por cinco dias? – tentei negociar.

Ouço outro "não".

Aquela única palavrinha me entristeceu. Uma lágrima rolou; comecei a chorar, percebendo que o câncer estava tirando mais coisas de mim. Lá se vai minha liberdade de viajar.

De volta ao hotel, comecei a procurar perucas na internet, pois tinham me alertado que a perda de cabelo é um efeito colateral inevitável das drogas da quimioterapia que vou tomar. No começo foi divertido, com Andrea e Amanda dando suas opiniões, mas, de repente, tudo pareceu muito real. A realidade do Dragão e da quimioterapia ficou real demais, cruel, dura.

– Eu não quero escolher perucas – disse desoladamente. Solucei. – Não quero o diagnóstico de câncer, não quero nada disso. – Enquanto me trancava no banheiro. Sentei no chão e chorei por um longo, longo tempo. Estou tão triste. Sinto que estou perdida e sozinha.

[1º a 9 de fevereiro de 2014] – *Que passeio de montanha-russa!*

No dia seguinte, estou na sala de cirurgia, tendo um cateter implantado embaixo da minha clavícula direita. Lido bem com o procedimento e, de certa forma, encontro-me em um bom estado de espírito, tanto entrando como saindo do hospital.

Não estou, nem me sinto, sozinha. Andrea, Amanda e John me acompanham.

Recebo uma mensagem adorável de uma pessoa querida, do coração, e isso me faz sonhar em voltar para Bali. Um raio de luz atinge o fundo do meu coração.

Três dias depois, realizo uma ressonância magnética. São muitos exames em uma semana, mas eu teria feito muito mais com prazer, se eles não tivessem mostrado o aumento de lesões! Esse último exame foi o mais longo e o mais barulhento de todos.

Apesar de ter recebido todas essas más notícias nos últimos dias, de alguma forma, não preciso de nenhuma ajuda de medicação, calmante.

A montanha-russa de altos e baixos emocionais começa de novo, como aconteceu quando fui diagnosticada há nove meses. Num minuto, me sinto tranquila, aceitando tudo e esperançosa, no próximo minuto, começo a chorar incontrolavelmente, sentindo que o maldito dragão está tomando controle da minha vida. MINHA vida!

Dúvidas, tantas dúvidas estão por vir. Será que a quimio vai funcionar? Como serão os efeitos colaterais? Vou receber o anticorpo? Quanto tempo os tratamentos vão durar? O que vai acontecer com a minha saúde, meu estilo de vida, minha vida e meus sonhos? É tanta incerteza!

Mas agora sei que não posso me dar ao luxo de ficar para baixo e ser negativa, e sei que a positividade deve ser exercida com força total. Assim, fico determinada. *Vou receber o anticorpo, sim, e ele vai funcionar. Ele vai funcionar, ele vai funcionar...* vira o meu mantra. Tenho que acreditar e seguir em frente.

A paz de Bali parece ter acontecido há muito tempo, ainda que tenha sido apenas há alguns dias desde que voltei do paraíso. E assim é. E assim é.

> "*A gratidão não é somente a maior das virtudes; é também mãe de todas as outras.*"
>
> Cícero

UMA INESPERADA MANIFESTAÇÃO DE APOIO E ORAÇÕES: COMO POSSO SER TÃO ABENÇOADA?

Nos dias seguintes à notícia das metástases, e até agora, um turbilhão de mensagens de apoio e orações preencheu minha alma. A maioria é postada no Facebook. Parentes e amigos brasileiros, muitos com os quais não tenho contato há décadas, até mesmo desde o colégio, reapareceram, dando-me muita força. Muitos juntaram-se em um grupo de orações, ou vibrações, de cura que acontece todas as vezes que inicio uma sessão de infusão de quimioterapia. Pedem um minuto com pensamento voltado ao restabelecimento da minha saúde, independentemente de credo.

Duas amigas brasileiras do tempo de colégio, Grace Gomes e Ana Maia Nobre, que vi pela última vez há mais de trinta anos, deram início ao movimento de amor e carinho. Amigos americanos, indianos, balineses, australianos, britânicos, e muito mais, se juntaram à corrente. Fui surpreendida pela intensidade do amor demonstrado, sentindo-me tão humilde e grata. Agora, pela primeira vez, tenho que reconhecer que o dragão está indiretamente me banhando com o dom do amor. *Nossa! Eu acabei de escrever isso mesmo?* Sim, fiz isso, e isso é inesperadamente incrível.

As pessoas escrevem sobre minha força, sobre eu torná-las fortes, me chamando de guerreira! Isso me parece tão estranho, pois ainda não me considero particularmente corajosa, e até acho que tiro a minha coragem deles. Mas não vale a pena duelar sobre quem faz o quê, e aceito que uma relação simbiótica foi criada; a energia da força flui nos dois sentidos e todos nós prosperamos nela.

Sempre que possível, meu espírito *voa* para um cantinho no topo de uma árvore para encontrar conforto, paz e aconchego. Me atrevo a sonhar, pois isso me mantém acordada e viva. Eu tenho o ônus de ter esperança de que um amanhã mais saudável está próximo. Tenho que acreditar, e assim o faço.

> *"Coragem é graça sob pressão."*
> Ernest Hemingway

QUIMIOTERAPIA: UM MERGULHO NO DESCONHECIDO

Todos os exames médicos mostram que tenho esta doença terrível dentro de mim, mesmo que eu não sinta um único sintoma. Sinto-me fisicamente saudável. A dor só é sentida no meu coração e no daqueles que me amam. Aqui estou eu, mergulhando no desconhecido, prestes a fazer quimioterapia. Sei que este tratamento vai afetar meu corpo negativamente, mas espero que positivamente também, já que é a arma médica que eu tenho contra o dragão. O foco está na esperança.

Antes de seguir para a Clínica Mayo, em Jacksonville, com a incerteza de como meu corpo vai lidar com a quimioterapia, eu estava bastante apreensiva. Quis que o maior número possível de pessoas da minha equipe de apoio estivesse lá, admitindo: *Não quero me sentir sozinha. Sim, estou um pouco assustada. Eu estou assustada!* Assim, na noite antes do primeiro tratamento, somos cinco viajando para a clínica: Robina, Joy, John e Andrea.

Surpreendentemente, assim que amanhece, de certa forma, eu me senti pronta. Ao me acomodar na cama na ala de quimioterapia da Clínica Mayo, fico sabendo que receberei infusão durante sete horas, com acompanhamento de perto, incluindo eletrocardiograma. Espalho meus amuletos de sorte (o Ganesh balinês que Tony me deu, um cristal de Abadiânia e uma pulseira de um amigo, meu mascote dragão, o pequeno sino mágico que me *transporta* para as trilhas que amo). Para distrair, uma revista *Life* sobre "lugares maravilhosos para visitar antes de morrer" e, para saborear, as frutinhas azedas *airelas*, cobertas com chocolate amargo, que tanto gosto.

As horas passam mais rápido do que o esperado, e eu reajo tão bem ao tratamento que voltamos para Gainesville no fim do dia. Deito no banco de trás para a viagem de duas horas e chego em casa muito cansada, mas bem. Sobrevivi ao primeiro dia de tratamento!

O dia seguinte era para ser pior fisicamente, por causa da reação gastrointestinal, mas acordo me sentindo muito bem.

Oba! E assim continua ao longo dos dias que antecedem a festa que estou planejando. Sim, uma grande festa roxa beneficente em minha casa, cinco dias após a quimioterapia ter começado!

> "*A vida tem suas próprias forças ocultas, as quais você só é capaz de descobrir vivendo.*"
>
> Soren Kierkegaard

MEU ANIVERSÁRIO E MEUS MAIORES PRESENTES: MEUS QUERIDOS E ARRECADAÇÃO DE FUNDOS PARA PESQUISA DO LMS

Quando abordei o doutor Attia, meu oncologista na Clínica Mayo, sobre dar uma festa grande, ele ficou bastante hesitante, temendo que meu sistema imunológico já estivesse comprometido, me pondo em risco. Eu insisti, dizendo ser muito importante para mim, e ele finalmente cedeu, permitindo, contanto que acontecesse ainda nesta semana.

Perfeito! Meu aniversário cai na mesma semana. Decidi que o evento será realizado no dia 15 de fevereiro, dia do meu aniversário. Não quero mais nada de presente.

Minhas amigas Robina, Joy, Martha e Michelle, junto com minha família, me ajudam a organizar um evento beneficente, "Dragão Roxo", para arrecadar fundos para a pesquisa do LMS. Nós planejamos tudo de última hora, pouco antes da quimio começar.

Meu cunhado André, minha prima Monica e minha mãe vieram do Brasil. Três queridos amigos vieram da Califórnia, e três do sul da Flórida. Estou cercada de amor.

As lágrimas vêm e vão. Eu estava na clínica recebendo quimioterapia cinco dias atrás, e aqui estou eu, com mais de cem convidados vestidos de roxo, apoiando a causa que abracei. Quanta emoção! Quanta emoção!

O evento foi um sucesso, com muita comida, bebida, prêmios, doações e, acima de tudo, amor. Deixei que o amor invadisse meu coração e cada célula do meu corpo. Eu sinto felicidade, êxtase.

Foi realmente maravilhoso ver a quantidade de pessoas que viajaram, de perto e de longe, para participar e mostrar seu apoio. Fiquei tão emocionada e agradecida.

– Se, antes da sua festa, você tinha alguma dúvida quanto às pessoas que te apoiam, acho que pode se sentir confiante agora... você tem um exército de pessoas que te apoiam – Robina me diz.

E assim eu me sentia, apoiada.

Eram 11 da noite quando a maioria dos convidados tinha ido embora, e eu fui ao banheiro. Olho para baixo e vejo que minhas coxas estão cobertas com uma erupção vermelha. Saio na pressa, cheia de esperança, mas incerta. Encontrei minha irmã no corredor e explodi:

– Eu tenho uma notícia ruim, mas que, na verdade, acho que pode ser uma boa notícia. O que foi que o médico disse sobre a erupção na pele? Que as pessoas que tiverem erupção podem ser aquelas que receberão a medicação da pesquisa, o anticorpo.

Perguntei aos outros que também estiveram na consulta. Todos concordaram que algumas pessoas no tratamento desenvolveram erupções na pele, e estas pessoas poderiam ser as que estavam recebendo o anticorpo. Então, acabo o meu aniversário ganhando ainda mais um presente e anuncio em voz alta:

– Eu amo erupções! – Agora pensando que estou recebendo o anticorpo com tratamento adicional.

Depois que todos os convidados se foram, a euforia do evento diminui e eu me sinto cansada. Estive numa correria sem parar, desde o dia em que recebi a notícia da metástase ou, devo dizer, desde que voltei de Bali, 28 dias atrás? Eu digo boa-noite e vou dormir exausta, mas com alegria no meu coração.

Hoje celebrei a vida.

[18 de fevereiro de 2014] - *A segunda sessão de quimio*

Acordei com mensagens de bom-dia, de orações e pensamentos positivos sendo enviadas para mim. Não me sinto sozinha, e isso significa o mundo para mim.

Nesta segunda sessão de quimio, nós lotamos o quarto novamente, agora incluindo minha prima Monica. O médico parece contente com a notícia, ao ver minha erupção cutânea. Ele não pode confirmar, claro, mas parece que devo estar recebendo o anticorpo. Sentindo-me confiante e alegre, falo para ele:

– Escreva aí. Eu só vou precisar de algumas rodadas do tratamento, e nós vamos fazer história.

Ele apenas sorri.

Tendo meus entes queridos do meu lado nas viagens e durante as sessões de infusão tem sido essencial. Não me sinto só, me distraio e o tempo passa mais rápido. Sinto-me tão agradecida por ter minha família e amigos comigo, pois o amor recebido é inestimável torna tudo mais controlável, viável.

Sempre que o medo tenta interferir, seguro um dos meus amuletos com força, e deixo minha mente voar longe, onde ela pode encontrar conforto e esperança. Eu rezo.

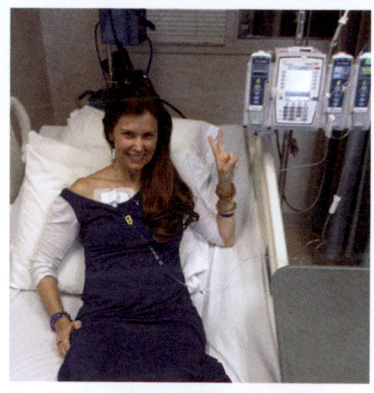

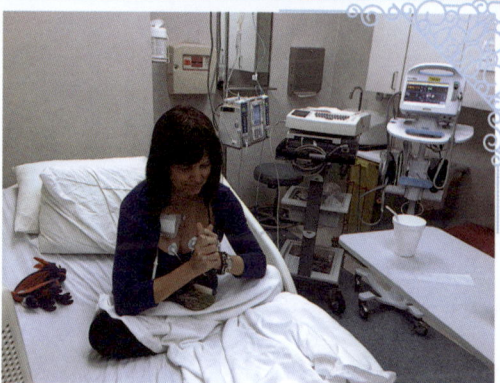

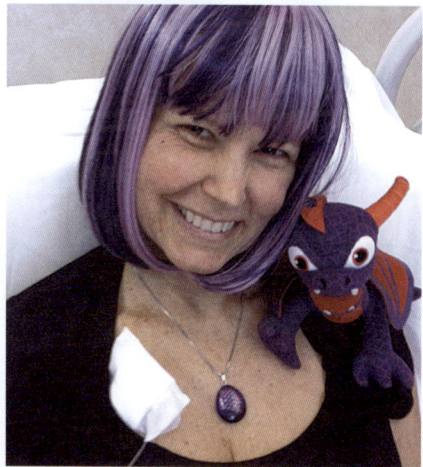

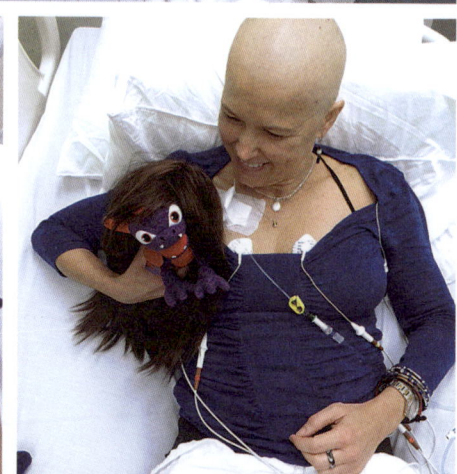

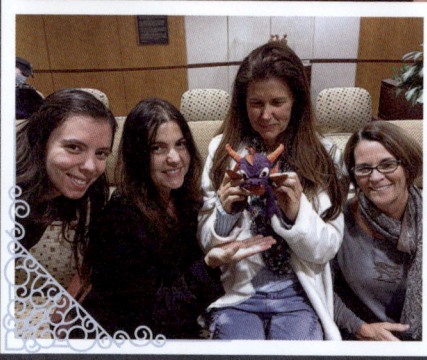

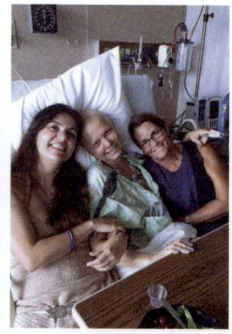

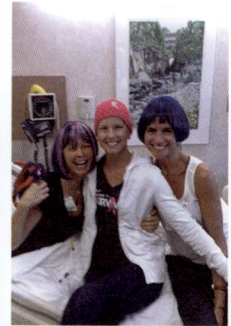

a) Recebendo a primeira quimio, praticando a positividade e com esperança de que ela vai funcionar.
b) Em momento de vibrações e preces sincronizadas coordenado pela amiga Grace Gomes.
c) Com mascote, com e sem peruca.
d) Sessões de quimio com Andrea, Joy, Amanda, Apryle e Ana Cusi.

"O amor dissolve o medo. O medo não existe."

Brian Weiss, M.D

COMPRA DE PERUCAS E DOAÇÃO DO MEU CABELO

Quando contei ao oncologista que iria doar o meu cabelo à ONG *Locks of Love* (Cachos de Amor), ele disse:

– Neste caso, é melhor cortá-lo esta semana, porque, na próxima semana, será tarde demais.

Embora soubesse que meu cabelo cairia, não esperava que fosse tão rápido. Determinada a doá-lo, marco a hora do corte para a minha amiga Cristiane e para mim. Ela decidiu doar seu cabelo em solidariedade a mim. Que belo gesto de amor!

Um dia antes do corte, saio para comprar perucas com a Andrea e a Joy e, surpreendentemente, não lidei muito bem com isso. Não consigo identificar o exato sentimento, mas há um mal-estar interno. De peruca, a imagem que vejo refletida no espelho é a realidade do dragão, e não a MINHA. Esta imagem que vejo não coincide com o que sinto por dentro. Acho difícil me olhar no espelho. Saio da loja sem comprar perucas e, de repente, tenho uma baita enxaqueca.

No dia anterior, recebi uma injeção de leunasta, um medicamento para estimular a medula óssea a produzir as células brancas combatentes do sangue. Me falaram sobre os prováveis efeitos colaterais, esperados dentro de 24 a 48 horas. Então, vou para cama pensando que a enxaqueca tivesse a ver com a prova das perucas, mas logo estou tremendo debaixo das cobertas com uma febre de

39 graus, mesmo tomando antipirético. À meia-noite, Amanda está dirigindo para a farmácia, pois o médico passa uma prescrição de antibióticos.

Fiquei de cama com febre por treze horas, mas, no meio da manhã seguinte, lá estou eu, sentando na cadeira do salão de beleza, minha amiga Lauren com a tesoura na mão. Cristiane e eu nos damos as mãos, enquanto temos nossos longos cabelos cortados. Foi uma sensação incrível, como que de libertação. Embora eu nunca tivesse usado cabelo curto na vida, este corte teve a finalidade de ajudar uma criança com câncer a receber uma peruca, e isso me faz feliz. Não associei "perder" meus cabelos com o câncer, mas, sim, com a doação. Abracei totalmente o novo visual, e a Cris também. Valeu a pena! *Outro ponto para você, dragão danado.*

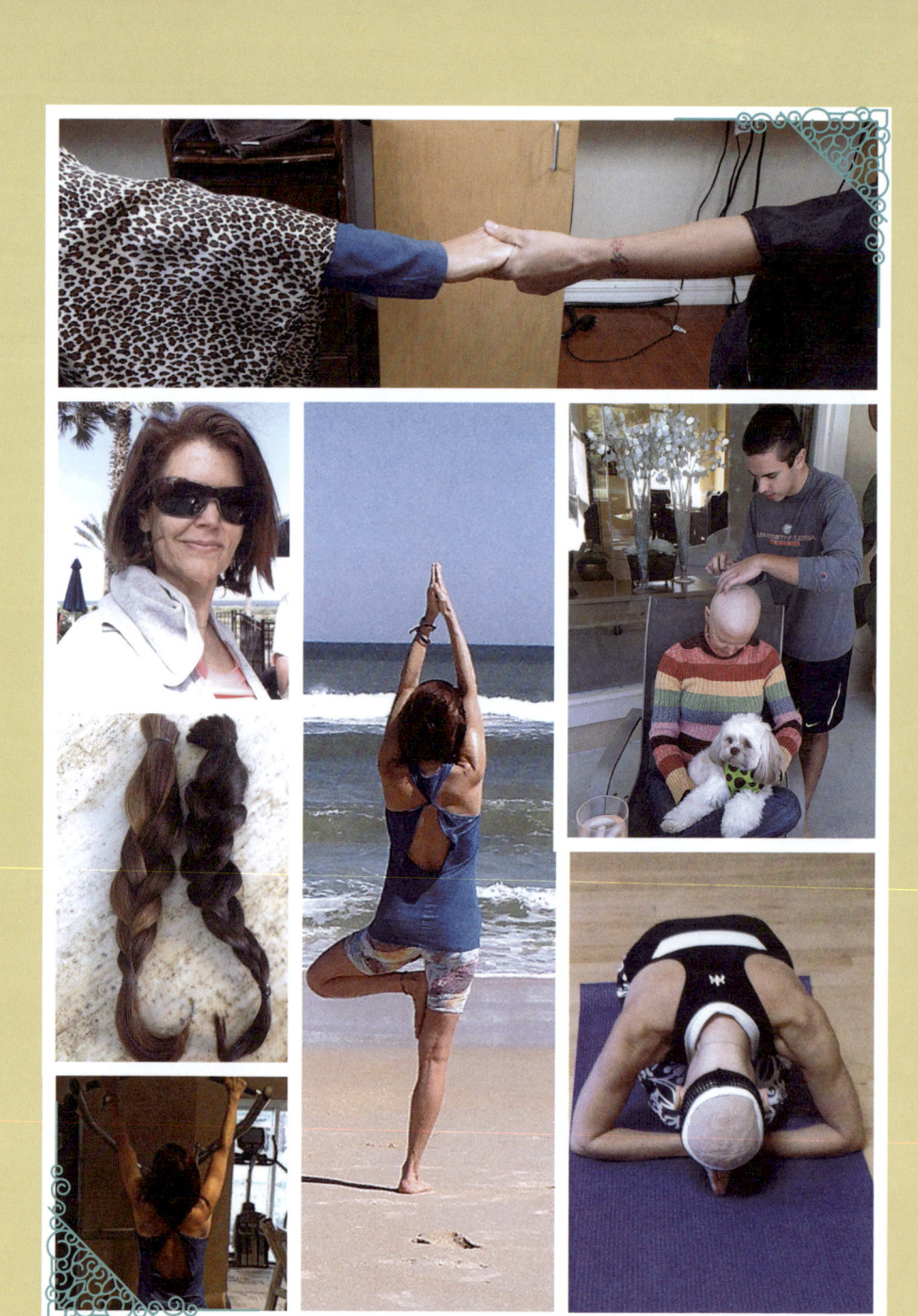

Cortando e doando o cabelo com a Cristiane.
Perdi meus cabelos, mas não o equilíbrio...
e isso é tudo. Praticando ioga e exercitando.
Meu filho Yannick raspa minha cabeça

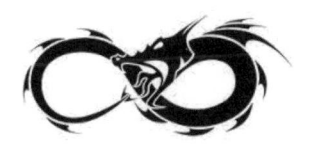

> "A sua tarefa não é procurar o amor, mas apenas procurar e encontrar todas as barreiras dentro de si mesmo que você construiu contra ele."
>
> Rumi

APRENDENDO A RECEBER E A "BRILHAR"

Logo depois do meu diagnóstico, quando comecei a ouvir Louise Hay e outros sobre o assunto cura, aprender a receber estava sempre na lista das coisas mais importantes a serem realizadas. Então comecei a praticar o *receber*, juntamente com o *ir devagar*, como *fazer* tempo de folga sem culpa, tornar a ioga e a meditação uma prioridade etc.

Sem nenhuma dúvida, aprender a receber tem sido a maior e também uma das lições mais difíceis que o diagnóstico de câncer tem me ensinado. Nunca havia percebido que não tinha muita *prática* em receber. Foi tão difícil receber no início, seja o que fosse e, na verdade, confesso que ainda sinto algum desconforto até hoje.

Deitar a cabeça em ombros para chorar não foi muito difícil. Eu precisava deles desesperadamente, e me sentir mal por sobrecarregar as pessoas acabou. Aceitar ajuda com as responsabilidades domésticas não foi assim tão difícil. Receber o volume de orações enviadas para mim me tornou humilde e, com o tempo, aprendi a aceitá-las e a apenas agradecer cada pessoa.

No entanto, ainda não sei o que fazer com os elogios que recebo. Fico envergonhada, sem jeito. Embora sinta que sou uma boa pessoa, não acho que fiz o suficiente para merecer tantos elogios, como tem acontecido. Além disso, apesar de os sentimentos de inequação incutidos na infância, quando me deixei convencer de que era bastante feiosa (ha-ha!) há muito terem minguado, porém, receber elogios sobre a minha aparência física ainda me deixa muito desconcertada.

Ao falar sobre o assunto *da arte de receber* com a Jennifer, que é a amiga mais serena e espiritual que já tive, e que tem me ensinado muito durante esta jornada, ela me diz:

– Pense que receber um elogio é como uma prática em receber. O elogio é um presente. Imagine a pessoa que está te elogiando, como o dono desse presente, oferecido a você. Ao aceitar este presente, você permite que a energia da bondade possa ser trocada. O que decide fazer com o presente é com você, quer o guarde, o saboreie, o incorpore ou se livre dele. É você quem decide. Mas, sem você como uma receptora do presente, neste caso, o elogio, naquele momento que ele o é oferecido, a bondade, a delicadeza e o amor não se completam; a energia não se move, a não ser que você o aceite.

Depois, Jennifer me envia um e-mail que diz:

"Este é um dos meus poemas favoritos. Ele se alinha com o que você está escrevendo no diário esta semana."

E não é que realmente se alinha? Então estou compartilhando uma parte dele aqui.

Nosso medo mais profundo

Nós nos perguntamos
Quem sou eu para ser brilhante, linda, bonita, talentosa e fabulosa?
Na verdade, quem é você para não ser?

E, conforme deixamos nossa própria luz brilhar, conscientemente, damos às outras pessoas permissão para fazer o mesmo.
Marianne Williamson, Um Retorno ao Amor

[20 de fevereiro de 2014] – **Aproveitando a semana de folga da quimio**

Andrea e eu rimos no caminho todinho até a Clínica Mayo. Coloquei um CD de música brasileira, muito antigo e considerado cafona, e isso abriu a porta das nossas memórias de momentos divertidos de todos os tipos e tempos. Nossos anos de infância e adolescência voltaram à vida.

Tudo correu bem na minha consulta, e os resultados dos exames de sangue foram bons. Aleluia! Como me sinto grata pelo meu corpo estar reagindo bem até agora, e espero, ao longo do curso. Contei a boa nova à família e aos seguidores do Facebook. Eles têm sido uma parte bem integrante da minha *equipe* de tratamento.

Da clínica, fomos para Palm Coast, para ficar na casa de praia de um amigo por uma semana. Chegamos à noite, cansadas, mas contentes. Desmaiamos depois de um longo dia. Eu meditei e rezei para que finalmente tivesse uma noite de sono completa.

Bom, a noite inteira de sono esperada não chegou a acontecer. Após três horas, já estou acordada. Coloquei uma meditação guiada na esperança de que não precisasse de um segundo comprimido para dormir, mas foi em vão. Uma hora mais tarde, estou tomando mais um comprimido, apenas para despertar novamente depois de duas horas. Não fico mais chateada quando não consigo ter o sono restaurador essencial para restabelecimento do corpo. Relembro-me de que os medicamentos que tomo também induzem a insônia. Faço minha parte, criando o melhor ambiente ao meu alcance, mas se mesmo assim eu acordo, aceito e espero que a próxima noite seja melhor.

O ambiente perto do mar é magicamente tranquilo. Há silêncio ainda mais propício para a meditação, simplesmente rodeada pela natureza e envolta pelo silêncio. Essa mudança de cenário que me faz bem.

Os efeitos colaterais da quimioterapia estão diminuindo, e consigo ir para a academia, fazer aulas de ioga e sentir o sabor da comida de novo, agora já não mais metálico. Tudo parece maravilhoso!

Durante o fim de semana, meus filhos vêm me visitar. Amanda e eu temos um pequeno conflito, que, no fim, foi para o bem, pois nos permitiu expressar os sentimentos engarrafados sobre como estamos lidando emocionalmente com o meu diagnóstico. Eu estava um tanto preocupada que ela ainda continuava em estado de negação. Ela expressou que tem desabafado com seus amigos, que ela chora todas as suas lágrimas, que sabe da gravidade da situação, mas que faz esforço para não passar energia negativa para mim. Em momentos como este, eu odeio o câncer; odeio esse dragão. Nós duas choramos e, mesmo não ficando totalmente bem naquela noite, no dia seguinte, estávamos curtindo alegremente os *waffles* caseiros e deliciosos que ela fez para Andrea e para mim. Estou na companhia das duas mulheres que mais amo no mundo, e isso é um grande motivo para celebrar a vida.

O Dalai Lama, ser que muito admiro e que tive o privilégio de estar em sua presença, a propósito com a Amanda, diz que "A felicidade não é uma coisa já pronta. Ela vem das suas próprias ações". Digamos que nós somos os *fabricantes internos* da nossa própria felicidade.

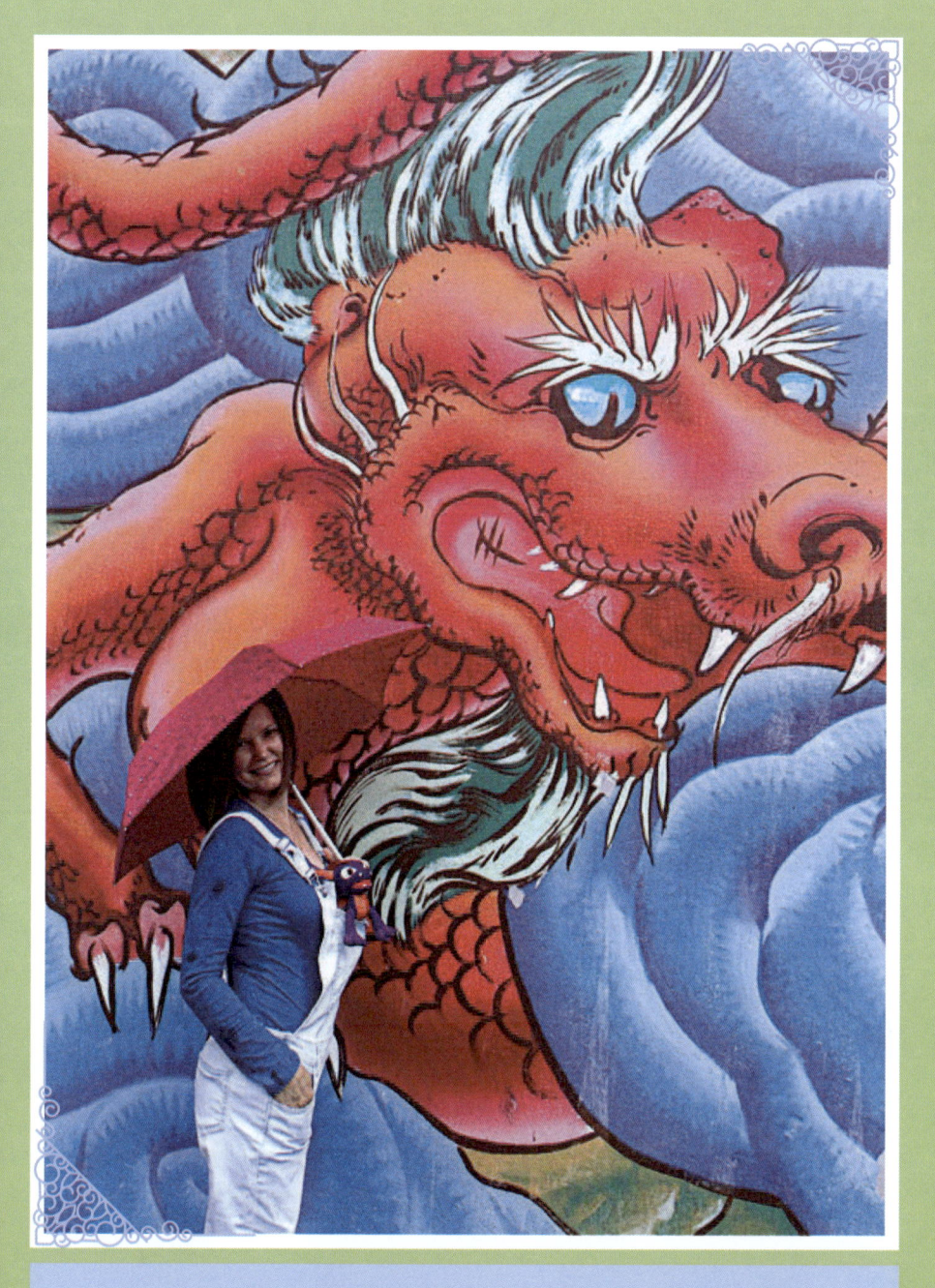

Abraçando dragões, roxos, vermelhos ou de qualquer outra cor.

> *"Ninguém nunca perde ninguém. Somos todos uma alma que precisa continuar crescendo e se desenvolvendo para que o mundo continue e para nos encontrarmos mais uma vez."*
>
> Paulo Coelho, *Aleph*

... E O CÂNCER LEVA AMIGOS

Em uma semana, perdi dois amigos para o câncer. Ambos foram diagnosticados depois de mim e lutaram bravamente contra a maldita doença.

Chester foi um amigo íntimo e incrível por dez anos. Mais velho que eu, tivemos uma daquelas ligações fraternas especiais. Entendíamo-nos, tínhamos admiração um pelo outro e, de certa forma, sempre sabíamos quando um precisava do outro. Tantas vezes liguei para ele só para ouvir do outro lado a melhor gargalhada que já ouvi, seguida por "minha mão estava no telefone para ligar para você. Como você sabia?".

O mesmo acontecia quando eu estava pensando nele, o telefone tocava, e eu já sabia o que esperar. Eu dizia, 'Ai, meu Deus, estava pensando em ligar para você agora mesmo!' Em seguida, eu tinha o prazer de ouvir sua risada de novo.

Quando eu estava no Centro de Câncer MD Anderson, em Houston, ele me mandou uma mensagem: "Quando você voltar, é a minha vez de ir para Houston". Eu pensei que ele estivesse indo visitar a irmã dele, também chamada Patricia. Mas nos encontramos para um café no Starbucks, como fizemos tantas vezes, e ele me contou que haviam descoberto uma massa em seu pâncreas.

Fui para o aeroporto no final de julho de 2013, com uma amiga em comum, também Patricia. Pedi para tirarmos uma foto juntos, na qual ele acenou, como que dizendo tchau. De alguma forma, pressenti que aquele era realmente um ou "o" adeus. Recebi uma mensagem que tinham dado a ele uma ou duas semanas de vida. Liguei para ele do carro, no caminho para a Mayo, para minha primeira infusão de quimio. Foi uma conversa incrível que durou quase uma hora. Nós nos questionamos como foi que nós dois acabamos com câncer, ao mesmo tempo; falamos sobre não desistir e sobre fazer um pacto para estarmos "em contato", NÃO IMPORTA ONDE ESTIVERMOS. Nós dois sabíamos que estávamos nos referindo a quando estivéssemos em *planos diferentes*, pois estávamos conscientes de que o tempo estava acabando para ele aqui na Terra. Ele disse que sempre desejou um sobreaviso (antes de morrer), para pôr tudo em ordem, e que estava satisfeito com o que lhe foi dado. Também compartilhou que estava feliz por ter se reconciliado com seu irmão, e que os dois ficaram muito íntimos na hora da necessidade. A coisa mais surpreendente é que me pego repetindo várias vezes durante o nosso papo: "esse é o meu Chester!", ao ouvir o som de cada uma de suas famosas risadas. Quando ele faleceu, cinco dias depois, meu coração encontrou consolo na lembrança dessa calorosa e sincera última conversa que tivemos. Sei que ele foi em paz. Sinto que tenho que continuar minha jornada mais do que nunca.

Apenas cinco dias após o Chester falecer, recebi a notícia de que a Melissa, minha amiga de faculdade, também havia falecido. Ela foi diagnosticada com carcinoma pulmonar de células pequenas há apenas seis meses, e nós tínhamos estado em contato, torcendo uma pela outra. Escrevi para a família dela e disse que vou continuar lutando por mim, em sua honra, e também em honra ao Chester.

Meus olhos estão secos, meu coração apertado, e todo o meu ser determinado a não me entregar ao brutal dragão. Sim, estou disposta a tirar as forças necessárias do Universo para vencer esta jornada por mim mesma e para dar esperança aos outros. No campo de batalha com a fera, alguns podem triunfar como vencedor; e eu vou.

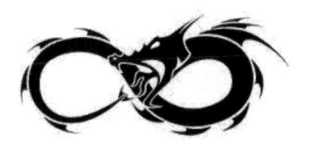

"*O segredo para ser feliz é aceitar onde você está na vida e tirar o máximo proveito de todos os dias.*"
Desconhecido

APROVEITANDO CADA MOMENTO

O dia antes do meu segundo ciclo de tratamento é perfeito! Não sinto nenhum efeito colateral; me sinto incrível, feliz e leve. Na TV, Oscar é o que se comenta, e o Carnaval brasileiro está acontecendo com força total. Sorrio, pois todos os belos trajes, riquezas, dança, brilho e festas não combinam nada comigo, aqui de pijama, lendo, escrevendo, comendo e batendo papo com minha irmã.

No final da manhã seguinte, eu e Andrea nos aventuramos a sair para apreciar o melhor do dia: o tom do céu era de um azul calmante; o sol brilhava quente; os pássaros cantavam e a brisa do mar estava simplesmente refrescante. Fomos caminhar na praia, conversando, rindo e de mãos dadas, apenas brincando. As gaivotas e pelicanos salteiam quando provocados pelas ondas suaves, completando a paisagem. Brincamos com as nossas sombras, tiramos fotos e eu faço ioga enquanto observo a vista do mar que parecia se estender até o infinito, diluindo-se no horizonte, num lugar distante, muito distante.

Este dia foi glorioso para Andrea e para mim. Não poderia estar mais agradecida por isso. Eu conto as lembranças do dia para um amigo ao telefone, dizendo boa-noite enquanto apago a luz, e vou dormir. Hoje escolhi abraçar o entusiasmo e afastar a tristeza e o medo.

[4 de março de 2014] - *Começa a segunda rodada de quimio e ainda estou me segurando*

Passei seis dias maravilhosos na praia. Sinto-me cheia de vitalidade, fazendo caminhadas, ioga na praia e na academia. Senti-me saudável, bem, e o dragão parecia ser apenas um fantasma.

Sentindo-me 100% bem, parece surreal estar indo à Mayo novamente, para a terceira sessão de quimioterapia. *Como posso me sentir assim tão bem e ao mesmo tempo estar indo receber um coquetel de drogas que vai envenenar o meu corpo?* Não parece real, simplesmente não parece.

O oncologista relata que minhas contagens de glóbulos ainda são boas, mas que devem mudar em sete dias. Penso: *Vamos ver, certo? Talvez, elas não mudem.*

Gravo um videozinho e publico no Facebook, para mostrar aos meus amigos e família que estou bem, e para agradecer novamente o apoio incrível e as orações que tenho recebido. Pouco tempo depois, tive uma sensação esquisita em meu corpo. A enfermeira diminuiu a taxa de infusão do anticorpo Morab. Senti-me sonolenta e descansei.

Quando a sessão acabou, nos encontramos com John e Amanda para jantar, e dirigimos duas horas de volta para casa. No final de um longo dia, eu estava muito cansada. Contudo, a coisa mais importante é que ainda sinto paz e esperança. Amém a isso.

[5 de março de 2014] - *Cirurgia espiritual em Casa*

Meu irmão Duda viajou para a Casa de Dom Ignácio, em Abadiânia, para solicitar uma cirurgia espiritual para mim. Eu não esperava que seria naquele dia, e fiquei surpresa quando li a mensagem dele contando que tinha acabado de acontecer. Eu sabia que tinha que descansar por 24 horas, como se estivesse em uma sala de recuperação hospitalar, e ficar longe de eletrônicos. E foi o que fiz. Rezei. Meditei. Abri-me para receber a bênção divina. Eu escolhi acreditar!

> *"Você tem que lutar por alguns dias ruins para ganhar os melhores dias da sua vida."*
>
> Desconhecido

UM DIA SOMBRIO E PERDENDO MEU CABELO

Hoje é um dia muito pesado. Choveu forte durante toda a manhã, e não tenho vontade de pensar nem em me mexer. Só queria ficar deitada na cama, inerte. Não sei se é apenas por causa do tempo, ou se é algo mais profundo. É extremamente raro eu não querer me levantar.

No meio da tarde, o quarto ainda está escuro, assim como me sinto por dentro. Ouço minha irmã do lado de fora do meu quarto:
– Ela está em greve de fome?

Finalmente me levanto para tomar banho e meu cabelo simplesmente descola da minha cabeça ao lavá-lo. Sabia que isso aconteceria, mas por que exatamente neste dia sombrio? *Por que não poderia ser quando não me sentisse tão triste, e todo brilho parece ter abandonado a minha alma?*

Me arrasto durante todo o dia, sem apetite, sem vontade de fazer qualquer coisa, nem de falar ou sorrir. Mais tarde, eu e Andrea indagamos se, talvez, quem sabe, a cirurgia espiritual tenha algo a ver com isso. *Quem sabe? Os mistérios fascinantes do desconhecido...*

Enquanto estava na cama de manhã, escutei a *Canción del Silencio* (a canção do silêncio) uma dúzia de vezes. Agora, no final do dia, ainda quero ouvir o silêncio que grita dentro de mim, implorando para ser ouvido. Eu sinto falta da companhia da minha peregrina interior. Quero sonhar em viajar para longe, para bem distante.

Vou para a cama e leio o livro *Prova do Céu*, até ficar com muito sono. Acordo quatro horas depois e faço meditação guiada até que meu consciente finalmente desaparece na calada da noite.

[7 de março de 2014] – *Há sempre outro dia potencialmente mais brilhante*

Acordo cedo e com vontade de escrever. Depois de algumas horas, estou pronta para me levantar, vestindo um sorriso no rosto, cumprimentando o novo dia. O meu Eu feliz e esperançoso está de volta. Quero ir a algum lugar; quem sabe caminhar na floresta e me encontrar com a natureza.

[8 de março de 2014] – *Que mistura de emoções! que viagem turbulenta!*

O sol apareceu e o céu está com uma cor divina de azul. Eu digo à minha irmã que tenho que sair e curtir ao máximo esse dia maravilhoso.

Nós vamos para uma parte charmosa da cidade, onde há uma feira orgânica aos sábados. Primeiro, nós nos sentamos numa mesinha na calçada de um café, desfrutamos de um *latte* observando os preparativos para um casamento ao ar livre na pracinha ao lado. Os cães que passam deixam o Ziggy fascinado. Um amigo aparece para um café e um bate-papo. Que dia deslumbrante para ser vivido! Repito isso várias vezes, e todo o meu ser se alegra em gratidão.

Mas, depois, uma discussão sobre finanças me atinge com força e consegue acabar com o meu equilíbrio. Não me sinto pronta para me concentrar em contabilidade. Isso soa tão sem importância, inútil e sem vida para mim, e eu simplesmente não quero trocar momentos preciosos por isso, embora entenda que imposto de renda tem que continuar a ser declarado e recolhido, independente do câncer, do dragão.

Discutir finanças me deixa abalada, pois a nova realidade, de que eu já não produzo uma renda, é como um tapa na cara. Trabalho desde os meus 20 anos, me tornei uma profissional bem-sucedida, e agora as portas do meu consultório estão fechadas. Pela primeira vez na minha vida adulta, não sou financeiramente independente, e a culpa é do câncer; outra coisa que o maldito dragão tirou de mim.

No final do dia, mais um episódio desagradável ocorre, a última gota d´água, e lá pelas 23 horas, ele transborda com lágrimas. Desabafo: *Como pode, um dia tão incrível, estar terminando cheio de um sentimento doloroso de perda? Ah, dragão!* Choro por não estar mais trabalhando. Choro por não gostar da forma como fui tratada. Choro porque sei que tenho evitado pentear meu cabelo, pois, só de passar os dedos na cabeça, um punhado de cabelo tem simplesmente descolado.

Com lágrimas molhando meu rosto, me penteio e vejo o inevitável acontecer: TODO meu cabelo está caindo. Daqui a dois dias, não vou poder ter mais o corte estilo duende como planejado.

Hoje à noite, respeito as necessidades da minha alma, e ainda estou chorando no meio da madrugada, enquanto tiro uma peruca da sacola. Como eu gostaria que o dia estivesse terminando do jeito que começou, mas a perfeição nem sempre acontece... e então vou parar de escrever agora e escovar os dentes. Ponto final a este dia.

[9 de março de 2014] - *Domingo glorioso*

O dia emana pura felicidade. Está ensolarado, quente e lindo. Depois de caminhar com o Ziggy até a casa de um amigo para um suco verde seguido de um café, o dia me presenteia com umas surpresas.

A ida até uma cidadezinha próxima, pela estrada alternativa cercada pelos velhos carvalhos cobertos com o musgo espanhol, foi bem tranquila e agradável. Depois de um delicioso almoço ao ar livre, passando na frente de uma lojinha, eu ouço:

– Patricia, você quer dar uma olhada nisso?

Me viro e vejo um aviso numa pequena mesa na calçada: "Toque para oração". Meu amigo toca o pequeno sininho e, em seguida, estamos frente a um homem afro-americano que pergunta:

– O que posso fazer por vocês? Quem precisa de oração?

Depois de olhar para mim, para ver se seria ok, meu amigo responde:

– A Patricia tem câncer.

O homem se vira para mim e me pergunta se eu acredito em Deus. Aceno com a cabeça, e ele diz para segui-lo. Ele segura uma garrafa com um líquido alaranjado, derrama um pouco sobre a sua mão e, depois, sobre a minha testa. Em seguida, ele segura nossas mãos, fazendo um círculo, e reza em voz alta pedindo para que eu seja curada.

Sinto-me conectada com o Todo e tudo, e agradecida pelo acontecimento inesperado. As lágrimas enchem meus olhos, mas não de tristeza. Sinto-me abençoada, tocada pelo momento de conexão e esperança que surgiu do nada. *Obrigada, amigo, por compartilhar este momento comigo! Você nem sabe o quanto tem me dado, não é?*

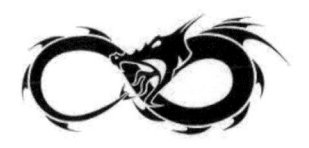

> *"Coragem é estar apavorado e mesmo assim fazer."*
> Laurell K. Hamilton

RASPANDO A CABEÇA

Hoje faz um mês desde que o tratamento começou, e o dragão me ensina sobre a aceitação total do que eu realmente sou: essência e espírito. Eu quero a vida, viver, mas me entrego completamente à ordem e vontade Divina. Hoje, pela primeira vez, não estou com medo da morte.

Esta manhã, minha amiga e cabeleireira Lauren vai passar aqui em casa para raspar os 20% de cabelo que ainda estão no meu couro cabeludo. Qualquer traço de vaidade já se foi, e até brinco que estou parecida com o personagem digital do *Senhor dos Anéis*, o Gollum, praticamente careca e com alguns fiapos de cabelo restantes.

Eu me rendo facilmente à lâmina de raspar, sem apego ao meu cabelo.

Andrea tinha saído para comprar uma peruca para mim e, quando ela retorna, se depara comigo já careca. A expressão dela inicial foi de espanto, mas logo disse que eu estava parecendo uma monja, como as muitas que encontrei no Tibete.

Com a minha cabeça já raspada, olho para o espelho e não só vejo, mas sinto, simplesmente, quem eu verdadeiramente sou. Eu sou espírito, essência e consciência. Eu sou o que está por dentro, e cabelo é apenas cabelo.

Peruca? Resolvo nem prová-la.

[11 de março de 2014] – *Infusão de quimioterapia já careca, mas com alto astral*

Acordo às 5h30 da manhã para viajar até a Clínica Mayo com a Andrea e a Joy. Vou deitada no banco de trás, pois dormi apenas algumas horas. A inquietação tomou conta na noite anterior. Mas agora o celular toca, mostrando que tenho uma nova mensagem: "Hoje você está em meus pensamentos e orações". Meu coração e alma se alegram. *Eu vou ficar bem.*

Quando chegamos à clínica, estou me sentindo revigorada e com bom astral. Está frio, e decido usar um gorrinho azul bobo que Andrea me deu para usar em casa, com a cara e as orelhas do personagem infantil Furby. As pessoas sorriem e comentam sobre ele. Faz bem espalhar sorrisos num ambiente que, embora fisicamente bonito, exala, na calada, o sofrimento da doença.

Minha contagem de sangue começa a sair da faixa da normalidade, mas ainda está relativamente boa para um corpo agredido pelo veneno que é a quimioterapia. Na hora da oração em grupo, quando os amigos brasileiros e de outras partes do mundo enviam vibrações positivas para mim, encontro-me já na cama recebendo os medicamentos e meditando para minha cura total. Eu penso positivamente para meu próprio benefício. *Não vou precisar mais do que algumas rodadas de quimioterapia. Este tratamento, junto com a força poderosa dentro de mim, e também as vibrações do Universo, vão me curar desta doença. O dragão veio do nada e deve retornar para o nada.*

A coordenadora do estudo clínico entra no quarto várias vezes para verificar meus sinais vitais e fazer eletrocardiogramas. Eu converso alegremente e ela se vira para minha irmã, perguntando:

– Ela é sempre assim, tão cheia de energia?

Andrea responde:

– Sim. Normalmente até bem mais do que isso.

Quando ficamos sozinhas de novo, Andrea diz:
– Está vendo? É por isso que digo que você é quem nos torna mais fortes, e não o contrário.

Estou pronta para postar no Facebook as minhas fotos já careca, sem cabelo algum. A manifestação de apoio não foi nada menos que extraordinária. Foram tantas mensagens vindas do coração, que fizeram com que me sentisse mais humilde ainda.

Sinto-me verdadeiramente *nua*, como se eu tivesse deixado cair cada camada entre o contorno do meu corpo físico e do meu interior. Eu sou a minha alma, eu sou espírito e me sinto abençoada.

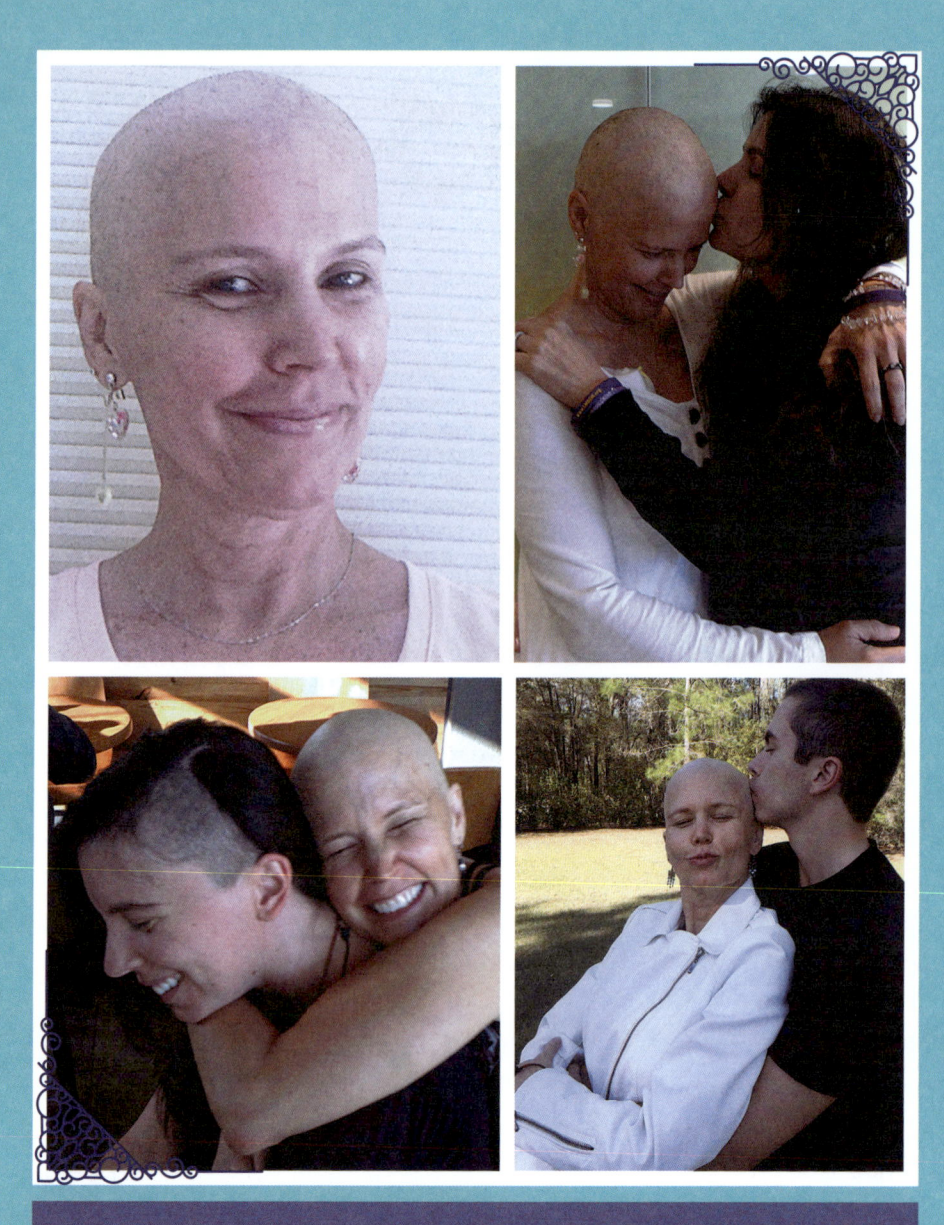

Apoio e amor incondicional
a- O dia em que raspei minha cabeça.
b- Abraçada pela minha irmã, Andrea.
c- Com a minha filha Amanda, que raspou parte do seu cabelo em solidariedade.
d- Sendo beijada pelo meu filho Yannick.

"Coincidência é a maneira que Deus encontrou para permanecer no anonimato."

Albert Einstein

OUTRA COINCIDÊNCIA?

Uma mulher escreve para mim: "Podemos conversar? Eu gostaria muito". Não reconheço seu nome e, ao abrir o perfil dela no Facebook, vejo que ela é de Portugal. Não conheço ninguém em Portugal, então fico curiosa. Aceito o convite de amizade no Face. Ela agradece pelas minhas publicações, diz que é portuguesa e vive em Portugal, e que o filho teve LMS. Eu respondo dizendo que sinto muito, e pergunto como ele está indo. Que tristeza foi ler sua resposta, dizendo que ele faleceu aos 19 anos de leiomiossarcoma testicular, sendo apenas um do sete casos registrados mundialmente. *Nossa! Como esse dragão é feroz, sorrateiro, seletivo e raro!*

Durante os próximos dias, ela continua escrevendo, claramente ainda em processo de luto e muito sofrida pela perda do filho em 2007, e procurando apoio. Eu compartilho que perdi meu primeiro filho e que aprendi a deixá-lo partir apenas este ano, em Abadiânia.

"Entendi que a missão dele aqui na Terra era curta, e que eu tinha sido escolhida para ser a mãe dele, mesmo que por tão pouco tempo (físico).

Acho que foi assim com o seu querido filho. Espírito evoluído que só precisava de um tempinho aqui na Terra, e você foi escolhida para tê-lo por dezenove anos. Ainda estou aprendendo sobre o 'porquê' da vida e daquilo que nos acontece."

Após dias trocando longas mensagens, leio essa indagação vindo dela: "Patriiiicia. Acabei de descobrir que você tem como amiga Ana Sofia (Nogueira), minha prima. Você é de Maceió?"

Respondo: "Sim, sou de Maceió. Você é prima da Ana Sofia??? Conheço toda a família desde pequena!!!!!"

Uau! Que coincidência! Mais uma no meio de tantas, não é? Sorrio, me lembrando do dr. Weiss me dizendo: "As coincidências não existem. Você sincroniza e canaliza". *Hum! Então é isso aí. O que é, é.* Não preciso entender, só aceitar.

(Terminei por encontrar Nella na cidade de Porto, Portugal, em setembro de 2015, um ano e meio após ela ter me encontrado na internet, enquanto procurava algo sobre leiomiossarcoma. Só aí tomei conhecimento de que um tio-avô dela imigrou para o Brasil muitas décadas passadas, estabelecendo-se em Maceió. Por isso ela tem família lá. Continuamos amigas.).

> "*A vida é uma montanha-russa. Tem seus altos e baixos. Mas a escolha é sua: gritar ou curtir o passeio.*"
>
> Desconhecido

UMA GANGORRA DE EMOÇÕES

O dia parece se arrastar, pois sinto um mal-estar interior. Acho que sei o porquê, e está relacionado ao dragão, mas várias vezes sou relembrada de que os efeitos da quimioterapia também podem afetar o ânimo, e que devo "pegar mais leve comigo mesma".

Decido ir para a academia pela primeira vez desde que a metástase apareceu. O instrutor de spinning Ricky, sempre alegre, passa sem me reconhecer. Não tenho mais os longos cabelos e uso um boné. Chamo sua atenção; ele vem me dar um abraço e pergunta como as coisas estão indo. As lágrimas enchem os meus olhos.

Dou alguns passos e o Joseph, meu instrutor de Zumba, me vê e corre para me dar um grande abraço. Agora, as lágrimas estão rolando à vontade. O cabelo dele já cresceu desde que ele raspou quando o câncer da irmã avançou e ficou mais pesado. Eu disse que agora era a minha vez de ficar careca, e ele diz:

– Vai ser só isso e você vai vencer, você vai ver.

Vou para as máquinas e logo sinto meu coração batendo muito forte. Me dou conta de que meus músculos ficam fracos rapidamente. *Cadê a minha força?* Definitivamente, não se encontra em meu corpo hoje. Então saio da academia e fico sentada no carro por um longo tempo, simplesmente deixando o tempo passar, me deixando estar, ser.

À noite, os amigos que têm me apoiado durante esta jornada vêm para uma pizza, salada e vinho. Eu gostaria de agradecê-los e mostrar como sou grata a cada um deles. É a primeira vez que eles me veem careca, mas tudo corre bem. Eles trazem à tona o assunto da maconha medicinal, como uma alternativa conhecida e viável para o tratamento do câncer. Eu digo que não tenho efeitos colaterais, como perda de peso e apetite, graças a Deus, mas se fizerem pesquisas e descobrirem que ajuda com os tumores, topo considerar a alternativa.

[15 de março de 2014] - *Amizade: o dragão só dá para depois tirar?*

O passeio de carro pelas estradinhas no campo é tão agradável! O musgo espanhol pendurado nos carvalhos gigantescos exibe a parceria simbiótica da natureza.

Chegando numa cidadezinha pacata, curto uma refeição ao ar livre. O prato que pedi parece bonito, mas o gosto é de absolutamente nada, totalmente sem graça, cortesia dos efeitos colaterais da quimio. Mas, com muita mostarda, ketchup e limão, eu como cada uma das calorias necessárias para o meu corpo, já que perdi peso. Sou grata pela comida não ter gosto metálico ou amargo, como aconteceu três semanas atrás. Contudo, em silêncio, estou triste por dentro. Sinto solidão, mesmo quando estou acompanhada. Gostaria que fosse diferente; gostaria que as coisas não mudassem; gostaria que o dragão desaparecesse para sempre e me deixasse ser livre, para desfrutar de uma parceria feliz, de uma vida sem tamanha preocupação...

Neste momento, eu odeio o dragão roxo, pois ele parece ter o poder de transformar relacionamentos plenos, fazendo com que me sinta como um parasita que apareceu para perturbar a natureza harmônica dos momentos compartilhados simbioticamente. Talvez o dragão pareça extremamente assustador, contagioso e com o poder de roubar a vitalidade dos que se aproximam dele... ou seja, de mim.

No caminho de volta, há silêncio, mas, em seguida, ouço as árvores frondosas de carvalho sussurrando para mim. Às vezes, o musgo espanhol se parece com um parasita agarrado a mim. Tenho medo de ser atingida por ele; a liberdade dos meus galhos pode ser roubada, e a luz pode ser ofuscada.

Não me sinto como um parasita. Eu quero o companheirismo que foi sentido um dia, a beleza de relações simbióticas. *Dragão, você está roubando isso de mim? Por favor, não. Por favor. Não faça isso.*

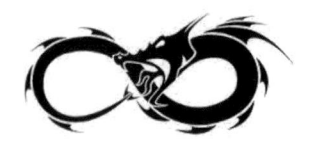

> *"Um navio no porto é seguro, mas não é para isso que os navios foram feitos."*
>
> William G. T. Shedd

PRATICANDO A CORAGEM COM TIROLESA

É uma manhã gloriosa. Contemplo a beleza lá fora e desfruto da companhia do Ziggy e da minha irmã Andrea. Cada novo dia é uma bênção, e faço questão de fazer deste um dia inesquecível.

Micanopy é uma cidadezinha antiga encantadora, onde tenho curtido alguns dos momentos mais felizes durante os últimos meses. É um lugar calmo, misterioso e tem um quê mágico, onde o tempo parece permanecer parado, e o mundo exterior e o câncer se tornam inexistentes.

Na varanda do meu café favorito, o velho sofá é mágico; ele me mantém no agora, enquanto estou desfrutando de um *latte* e do espírito cândido que está ao meu lado. O tempo voa na varanda, mas hoje, como eu queria que ele ficasse apenas parado.

Encontro-me com uma amiga que me convidou para fazer tirolesa no *Canyons Zipline*, na cidade vizinha. *Onde está o meu medo?* Ele está bem longe de ser encontrado. E assim vou para Ocala, decidida a praticar um pouco de coragem.

Logo noto que o arnês da tirolesa inclui uma alça saindo dos dois ombros, exatamente onde está meu cateter. *Ah, outra lembrança da quimio e de uma possível limitação. Droga!*

Aproximo-me de um dos guias e explico a minha situação. Ele sai para discutir o meu caso com o dono, que traz uma gaze para acolchoar o cateter e uma fita adesiva. Ele conta que é um sobrevivente do câncer e declara que vou ficar bem.

As vistas são deslumbrantes, ao *zipar* pendurada deslizando nas cordas, cercada de falésias, enormes desfiladeiros, e sob o lago lá embaixo (com jacarés). *Mas ah, se sou forte o suficiente para lutar contra o Dragão, não posso ter medo disso, certo?*

A liberdade de me pendurar sem medo, deixando tudo o mais de lado, me dá forças, me energiza. Entrega total. Enquanto estou pendurada, pés fora da terra, indo a 40 km por hora, cercada pela beleza natural, eu falo para o Universo: *Por favor, me devolva a minha saúde.* Em seguida, o pedido se transforma em uma proclamação. *Eu sou saudável e estou curada. Sou determinada; sou forte e destemida.*

A tirolesa é divertida e o sentimento de realização, muito revigorante. Ao sair para ir embora, temos que passar pela lojinha. A esposa do dono vem a mim, se apresentando, me entregando o seu cartão e me pedindo para avisá-la de como estou indo. Ela me dá um abraço e sigo em direção à porta, onde o dono se encontra e diz:

– Minha filha tem algo para você.

A mocinha me entrega um CD com as fotos da experiência na tirolesa e me dá um abraço, me desejando boa sorte. Viro-me para sair, e agora vejo que o dono e os dois instrutores estão na porta, prontos para me dar abraços. Vou embora me sentido humilde com a inesperada demonstração de carinho e amor.

Se você ouve uma voz interior dizendo "você não pode pintar", então, de todo jeito, pinte, assim, essa voz será silenciada, escreveu o meu pintor favorito, Vincent Van Gogh, que conheceu o que é sofrimento e dor.

Na viagem de volta para casa, dirigindo pelas pastagens lindas e tranquilas, as lágrimas escorrem pelo meu rosto. Não estou triste.

Não estou com medo. Estou agradecida por tudo o que vivi neste domingo, mas encontrando dificuldade para entender por que amanhã irei à clínica Mayo, para tomografias, para ver como o Dragão está respondendo ao tratamento, quando me sinto tão viva.

Espontaneamente, tenho vontade de parar num parquinho antes de ir para casa, para ir num balanço. Eu *voo* um pouco alto, mas não alcanço as estrelas. Mesmo em companhia, me sinto sozinha. Toco uma música no celular... meu coração chora silenciosamente. Como eu gostaria de ser abraçada, mas não existem braços ao meu redor.

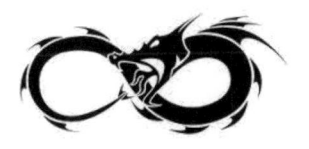

> *"Celebre o que você quer ver acontecer mais vezes."*
> Tom Peters

DIA DE SÃO PATRÍCIO E CELEBRAÇÃO

Sempre tentando alegrar a vibração interior e ao meu redor, coloco uma malha, uma jaqueta e um chapéu, todos verdes. Dou uma camisa e um lenço verde para a minha irmã, explicando a tradição irlandesa que acontece no dia de São Patrício e comunicando que nós embarcaríamos na celebração também, neste dia chuvoso.

Assim que entramos na clínica, as pessoas que passavam começaram a comentar "Um verdadeiro duende", "Adorei como você está bem a caráter" e "Você não vai ser beliscada hoje", que é o que aparentemente acontece com as pessoas que não usam algo verde no dia de São Patrício.

A tomografia computadorizada é rápida, mas a espera e a ressonância magnética levam muito tempo. Estou exausta, com sede e com fome, mas surpreendentemente relaxada e, no momento, sem me preocupar com os resultados que vou receber amanhã. Acabo de perceber que venho aprendendo a viver no momento presente, sem me prender ao passado, que já se foi, ou com o futuro, que ainda não está aqui.

E o Dragão me ensina outra lição!

[18 de março de 2014] – *O tratamento está funcionando: celebração*

Antes da consulta, alerto os meus filhos e Andrea:
– Pode haver cinco tipos de resultados, e quatro deles consideraremos animadores. Nós vamos ficar felizes se os tumores desaparecerem, um milagre que eu ficaria encantada de ver acontecer; se encolherem; se houver menos deles; ou se não houver nenhuma mudança. A única má notícia será se houver mais tumores, ou se eles estiverem crescendo.

Dr. Attia entra na sala e não faz comentários alegres como de costume. *Humm!* Mas, graças a Deus, ele finalmente anuncia:
– Eu ainda não cheguei a ver os resultados das tomografias. Vamos vê-los juntos.

Ai! Que alívio! Suspiro.

Ele coloca os exames de fevereiro na tela do computador, lado a lado com os novos resultados. Pela primeira vez, vejo os pontos que indicam os tumores, as marcas do dragão. Ele mede cada lesão e vai dizendo "bom", enquanto detecta redução em cada um deles. Faz alguns cálculos e conclui que houve uma redução geral de 15% no tamanho dos tumores, o que é considerado, literalmente, condição estável, mas ele diz que é uma boa melhora em um mês. Eu aceito a conclusão dele e COMEMORO! Andrea e a Amanda estão comigo, e a alegria entre a gente é grande. VIVA, VIVA! Nos abraçamos, pulamos, sorrimos, e a ansiedade de compartilhar as boas notícias é urgente.

Eu gravo dois vídeos e posto no Facebook anunciando para as pessoas que têm rezado e torcido por mim, enquanto Andrea comunica à nossa família.

Viajamos de volta para casa e, em Gainesville, comemoro com o Yannick com um jantarzinho.

Outro dia muito longo. Chego na cama fisicamente exausta, mas com ampla gratidão em meu coração. Que bom! Esperança! Agradeço a todos os deuses e ao Universo. Enquanto fecho os olhos, simplesmente digo amém!

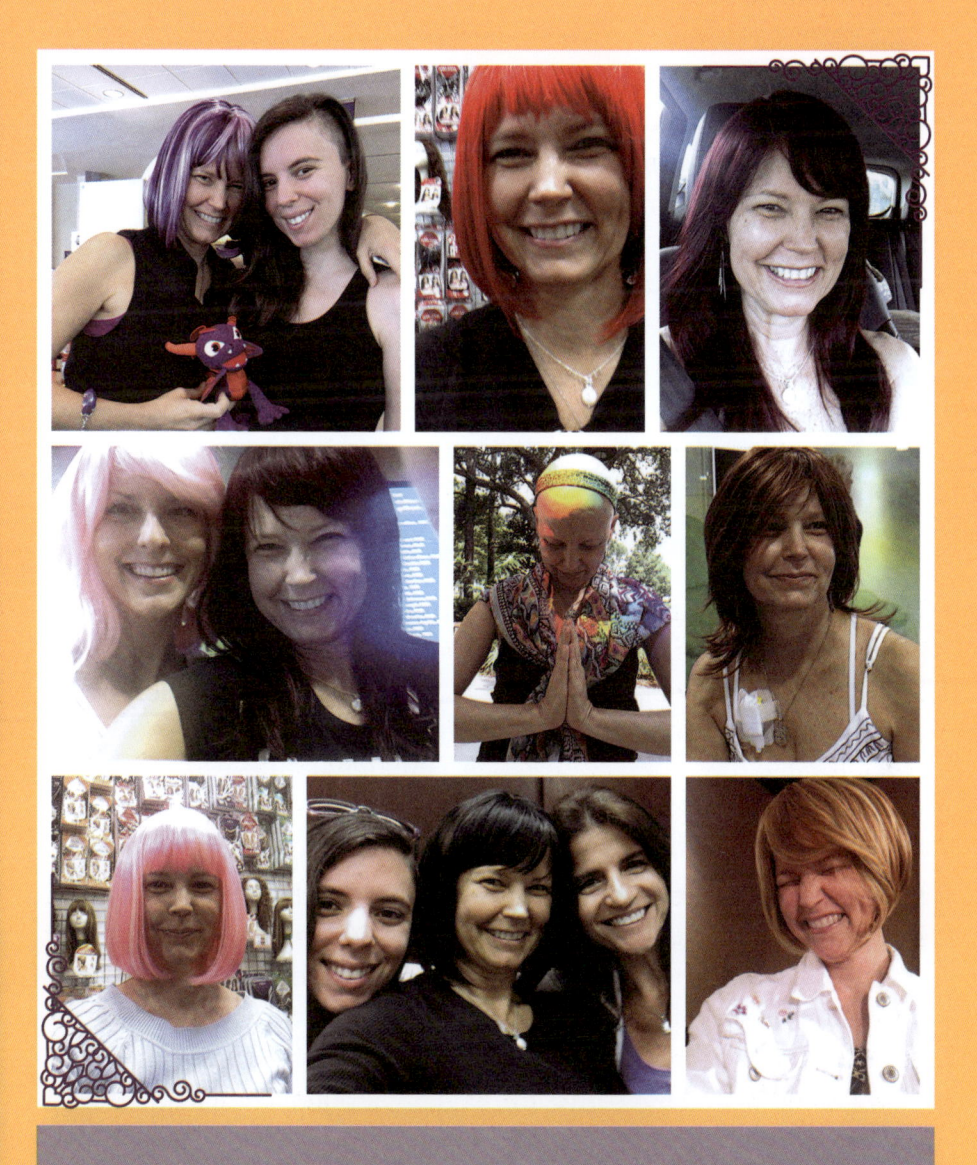

Por que não se divertir com perucas?

"Talvez a borboleta seja uma prova de que você pode passar pela escuridão, e mesmo assim se transformar em algo belo."

Desconhecido

À VONTADE CARECA; EU SOU QUEM EU SOU

Peguei todos os chapéus da minha filha emprestados, tenho quatro perucas e várias faixas de cabelo bem legais, e uso tudo. Mas me sinto mais confortável quando a minha cabeça não está coberta, e tem apenas uma fita para enfeitá-la.

Eu posso dizer com orgulho que nem o meu cabelo, nem a falta dele, me definem. Sou quem sou, a parte não visível de mim, a que é vista por meio de minhas ações e sentimentos.

Durante as últimas semanas, minha irmã, que é fotógrafa, clica fotos minhas enquanto passamos momentos preciosos em cafés, parques e passeios. Nós nos divertimos e eu me sinto muito à vontade com a minha cabeça careca.

Nesta manhã, fomos tomar café da manhã na casa dos Jaffes, amigos que moram perto. Ao caminharmos, sempre admirando as árvores e deliciando-me com o canto dos pássaros e a inquietação dos esquilos, eu penso: *Não me sinto nua sem cobrir a cabeça sem cabelos. Sinto-me vestida de quem sou; de mim mesma. Eu sou quem eu sou.*

[22 de março de 2014] – *A possibilidade de um projeto significativo traz alegria*

Encontro-me com a Jennifer, do centro de meditação, uma das pessoas que apareceram na minha vida e ainda está por aqui, no meu coração e na cadeira ao lado da minha. Estamos dando continuidade à discussão sobre a possibilidade de transformar o meu diário em (neste) livro, e isso traz vida e alegria para o meu ser.

Ela acredita neste projeto, o que me enche de felicidade por dar algum significado positivo e um propósito para essa jornada muitas vezes ainda insuportável e difícil de acreditar.

[24 de março de 2014] – *Começa a terceira rodada de quimio*

Começa a terceira rodada de quimioterapia. Duas amigas do Brasil estão de visita, e o tempo que passamos juntas, mesmo na Clínica Mayo, é alegre. No entanto, quando a quimio começa, eu fico muito cansada.

Andrea me lembra:

– É claro que você está cansada! Você não parou desde quando a quimioterapia começou, há um mês e meio.

Isso é verdade, eu admito. Não quis desperdiçar um segundo precioso sequer, já que estava me sentindo bem. Mas hoje, exaustas, apagamos as luzes entre os exames das enfermeiras a cada vinte minutos, e fechamos os olhos para recarregar um pouco a energia física.

> "Algumas pessoas entram em nossas vidas e rapidamente saem. Algumas ficam por um tempo e deixam marcas em nossos corações. E nunca mais seremos os mesmos."
>
> Desconhecido

A SOLIDÃO DOMINA O MEU CORAÇÃO E A MINHA ALMA

[25 de março de 2014] - *Agora eu sei: o dragão dá e o dragão tira*

Tudo o que quero é curtir a notícia de que o tratamento está funcionando e ser preenchida com esperança e alegria. No entanto, chega a inesperada tristeza, sorrateiramente.

Algumas pessoas entraram em minha vida, do nada, tornando-se incrivelmente importantes para mim, como seres, independentemente desta jornada. Senti a conexão profunda assim que elas entraram em meu coração. Nunca passou pela minha cabeça que elas não estavam aqui para ficar. No entanto, esta semana, sinto que um desses amigos que mais valorizo está se afastando. Passei a contar com cada vibração de carinho e de orações que tenho recebido, cada momento compartilhado, e muito mais. Lembro a mim mesma que uma das lições a ser aprendida por mim nesta vida é a de estar só, sem me sentir sozinha. Assim, sem muita escolha, começo a lamentar mais uma perda.

No final do dia, estou muito triste. Não consigo evitar a não culpar o dragão por isso e, neste momento de dor, eu odeio o câncer. Meu coração dói profundamente e eu choro, choro, e choro.

[26 de março de 2014] – *As chamas do dragão queimam meu coração*

É difícil sair da cama hoje, e a tristeza permanece durante todo o dia. Além do sofrimento de ontem, o fato de que Andrea voltará para o Brasil amanhã me entristece. Já sinto um vazio. Ela esteve ao meu lado durante os últimos dois meses, compartilhando todas as risadas e lágrimas comigo. O tempo que passei com ela não tem preço. Agora ela está indo, como deve, para perto de sua família.

Eu não consigo evitar o sentimento de tristeza profunda, com meus maiores suportes emocionais do momento afastando-se, seguindo em frente com suas vidas.

Sei que a minha própria paz, força e tranquilidade precisam ser encontradas aqui, dentro de mim mesma, no centro do meu verdadeiro eu, mas, em muitos momentos, como este, apenas desejo um abraço apertado que me proteja e alivie a dor causada pelas chamas deste dragão.

As chamas do dragão queimam a minha alma e meu coração.

[27 de março de 2014] – *Andrea parte e mais notícias inesperadas*

Saio de casa de manhã cedo para comprar uns mimos para um café da manhã especial antes da Andrea ir embora. Cortei azaleias do meu jardim e fiz um arranjo, acendi velas, e nós cinco nos sentamos juntos. As crianças também vão sentir falta dela, pois sei que eles têm contado com ela quanto ao apoio emocional durante esse período doloroso. Nós temos uma manhã alegre e, em seguida, vem a despedida.

De certa forma, sinto-me bem, isto é, até receber um telefonema do consultório da minha ginecologista. Paro o carro num estacionamento, e a enfermeira me comunica que o resultado do meu Papanicolau foi anormal. *O quê?* Adiciona que a médica está viajando, e só poderá discutir o assunto em alguns dias.

Aqui vêm as lágrimas de novo e, desta vez, eu imploro a Deus: *Por favor, me deixa ser saudável. Deixa-me viver, sem mais crescimento de tumor, por favor. Chega de dragões.*

Ligo para uma amiga, mas ela não atende... menos disponível para mim agora. Sinto-me arrasada e sozinha. *Onde está o meu chão? Onde está a minha esperança? Onde está você?*

Dirijo até o pequeno lago Alice. Sento no chão debaixo de uma árvore à beira da água e simplesmente fico parada. O tempo passa, o choque da notícia acalma, e a paz atreve-se a chegar de mansinho. Levanto-me e dirijo pra casa. Pego meu Ziggy no colo e abraço-o. A vida continua...

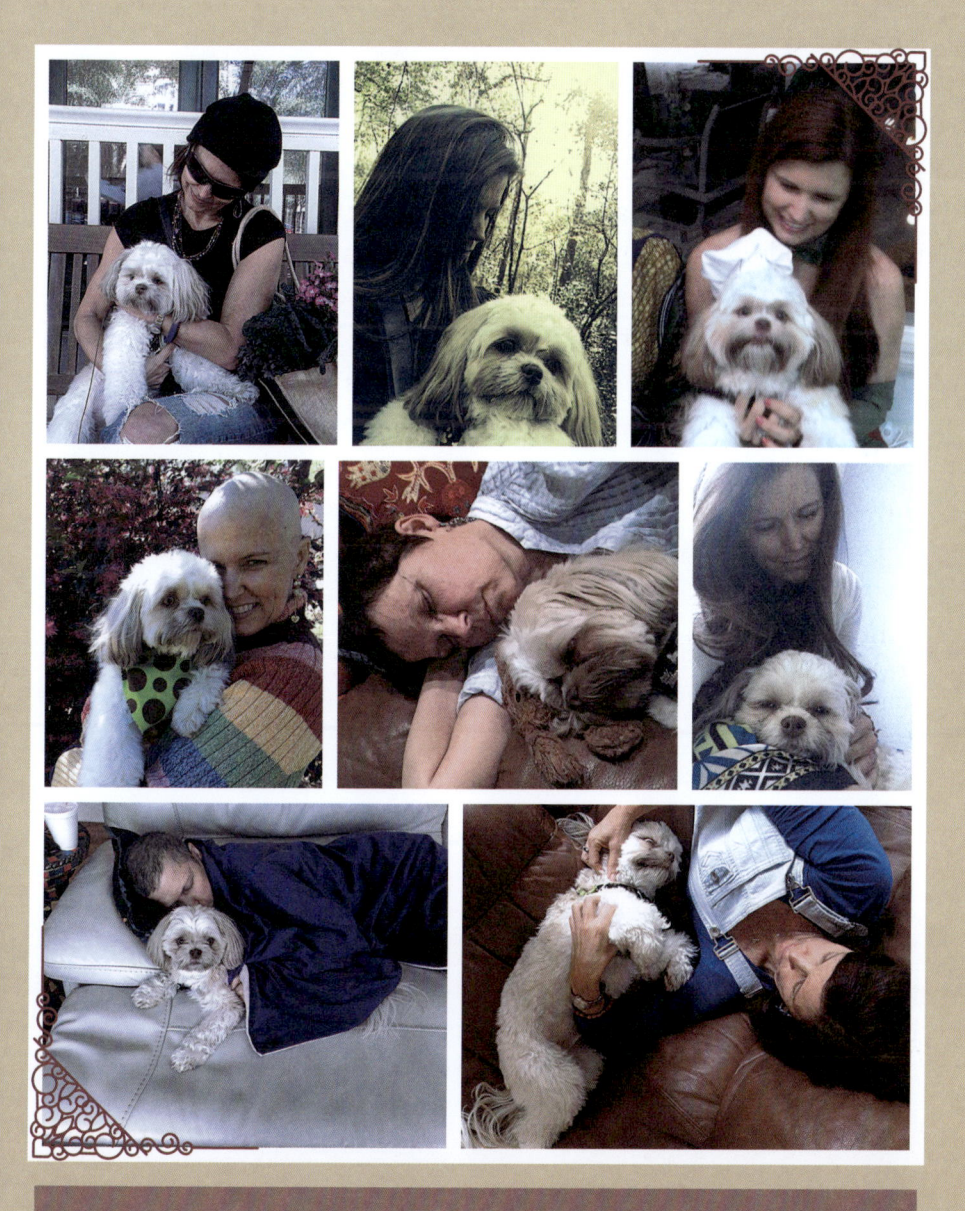

Amor incondicional e de todas as horas entre mim e Ziggy. Criaturinha especial, presente vindo dos céus.

> "*Se você se sentir triste por dentro, tente usar uma peruca roxa. Alguns irão sorrir, e sua energia de felicidade será refletida em você.*"
>
> Patricia Moreira-Cali

PRIMEIRO DE ABRIL: UM ANO DO SINAL DO DRAGÃO, PERUCA ROXA E NOVAS AMIZADES

Tenho consciência de que neste dia, um ano atrás, recebi a notícia preocupante que desencadeou uma série de eventos que levaram ao reconhecimento de que um certo dragão tinha entrando em meu corpo. No entanto, desperto feliz, e a energia do dia é direcionada para a viagem até a Clínica Mayo, que me surpreende com belas surpresas e encontros.

Umas semanas atrás, fui na loja de perucas e, após provar várias, terminei saindo com uma nada tradicional: corte Chanel, com franja e de cor roxa, em dois tons. Não é carnaval nem *halloween*, mas hoje simplesmente decidi ousar e usar essa peruca roxa!

Às 7h30, estou abrindo a porta de casa para uma linda alma que estou encontrando cara a cara pela primeira vez, e que está disposta a passar as próximas doze horas comigo. Como pode uma estranha estar me levando para a Clínica?

Perto do meu aniversário, há dois meses, ela apareceu do nada, fazendo a primeira doação em meu nome para a LMS Research Direct. Como eu não conhecia nenhuma Ana Cusi, procurei-a no Facebook e enviei uma notinha de agradecimento. Três dias atrás, ela me escreveu dizendo que trouxe um presentinho para mim de uma viagem, e perguntando se poderia passar para deixá-lo na terça-feira. Falo que, infelizmente, não estarei em casa, pois é dia de viajar para tratamento em Jacksonville. Ela diz que pode me levar. Agradeço, mas explico que é um dia longo de doze horas. Ela insiste que não é problema, e eu continuo explicando que saio cedinho e que é um dia cansativo. Ana não desiste facilmente, e escreve: "Qual é o seu endereço? Estarei aí às 7h15 para apanhá-la". Mal sabia eu, então, que estava abrindo a porta da minha vida para um desses "estranhos transformados em anjos" que o dragão me trouxe.

Nós parecíamos grandes amigas, logo de cara, conversando sem parar durante as duas horas de viagem. Chegando lá, não demorou pra ser relembrada de que estava usando um *cabelo não convencional*. As pessoas sorriam, aproximavam-se para dizer que meu *cabelo* estava lindo, inclusive duas jovens, também lutando contra o câncer, e que estão carecas. Uma delas pede para tirar uma foto comigo e fala que nunca teve coragem de usar peruca ou sair careca, assim, sempre usava boné. A outra pergunta se a loja onde comprei a peruca tinha uma cor-de-rosa. Prometi que iria ver. (Dei uma peruca rosa para a Apryle, e Leigh veio me visitar durante uma sessão de quimio. As duas tornaram-se amigas do coração.)

Fazer os outros sorrirem, ainda mais aqui, neste ambiente hospitalar, é uma dádiva, com a qual não contava. O efeito do simples ato de ousar em usar uma peruca roxa foi como um espelho, com os sorrisos refletidos de volta para o meu coração. Que simples prazer!

Ah. Houve mais uma coisinha interessante que fiz acontecer deste dia especial. No espírito do dia primeiro de abril, o Dia da Mentira, decidi dizer ao dr. Attia que iria para o Brasil e pararia o tratamento. Ele ficou sério e preocupado, dizendo:

– Você está falando sério? Por favor, não me diga que está falando sério.

– Sim, estou. – Mas, olhando para sua expressão de decepção, tive que dizer rapidamente: – Primeiro de abril!

Ele pareceu aliviado e nós rimos.

Mais tarde, fiz a mesma brincadeira com a Pam, a coordenadora do experimento do qual faço parte. Ela para por um minuto e diz:
– Não, você não está desistindo.
– Estou, sim. Vou para o Brasil.
Ela insiste:
– Não acredito. Eu te conheço, você não é dessas que desiste. – Ela está certa. Não estou desistindo. Vou seguir até a cura para dar um beijo de adeus nesse Dragão Roxo.

[2 de abril de 2014] – *Mais provocação do dragão ou do Universo?*

Vou ao consultório da ginecologista, cheia de esperança, já que me disseram que o resultado anormal do exame Papanicolau é, provavelmente, um falso positivo, e mostrará alterações benignas na pele devido à quimioterapia.
No entanto, quando a médica usa o microscópio, ela diz:
– Bom. Provavelmente não é nada, mas há uma área suspeita, então preciso fazer uma biópsia.
Ela, então, me avisa que vai ser dolorosa – e foi muito dolorosa.
Um analgésico forte dá um jeito na dor após umas horas, apenas o tempo suficiente de ir para o consultório do oncologista para tomar uma injeção que dá dores nos ossos.
Termino o dia extremamente exausta e um pouco preocupada com a tal área suspeita. Vou cedo para a cama, mas à meia-noite já estou acordada. Como na maioria das noites, me encontro com os fones de ouvido, escutando meditação guiada pela noite adentro, porém hoje, fiquei até a luz da manhã começar a brilhar. *Por quê?* A incerteza dos resultados aguardados de outra biópsia deve estar me incomodando inconsciente e profundamente. Ficaria feliz se pudesse esquecer tudo isso, mas não posso.

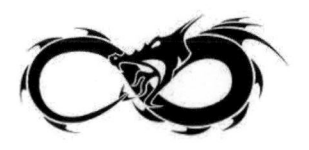

"*Seja feliz no momento, isso é o suficiente. Cada momento é tudo que precisamos, não mais.*"

Madre Teresa

PIQUENIQUE, MISTURA DE EMOÇÕES E ANEMIA

Ouvi dizer que a natureza é o nosso maior professor. A natureza é vida. Me lembro de um dia, há muito tempo, quando meu filho era apenas um menino, e ele me perguntou uma coisa que não tinha me preparado para responder:

– *Mom*, o que é Deus?

A primeira coisa que me veio à cabeça como resposta foi:

– Deus é toda a natureza.

Sempre senti uma conexão profunda com Ele na natureza.

Aqui estou eu, às margens do belo lago Alice, sentada num pano azul de Bali, sob um céu azul brilhante, e na companhia de um amigo que significou muito para mim nestes últimos meses.

Sinto que estou onde fui destinada a estar, desfrutando de um momento de felicidade, mas questionando por que o Universo ainda deixa que me sinta emocionalmente tão dolorida, enquanto lido com o dragão e com os efeitos colaterais da quimioterapia. Minha hemoglobina caiu muito esta semana, e a anemia está me deixando muito cansada, sem fôlego, incapaz até mesmo de sair para uma caminhada. Mas isso não dói tanto quanto a dor que sinto no meu coração. Já faz um tempo que está doendo em silêncio. Esta tem sido uma jornada paralela, uma não compartilhada, mas sentida profundamente. Nem a meditação alivia a tristeza. *Por que, Universo? Por que, Deus? Por quê?* E ouço apenas o silêncio como resposta.

[4 de abril de 2014] – *Chá com um velho amigo e baixo astral novamente: uma mistura de emoções*

Aqui estou, no Volta Café, esperando um amigo que não vejo há dois anos. Kevin mandou uma mensagem querendo me encontrar, dizendo que já está na hora de nos reconectarmos.

Depois de alguns minutos juntos, estou segurando suas mãos, enquanto ele chora e digo:

– Está tudo bem, Kevin. Eu estou bem.

Com lágrimas escorrendo, ele diz:

– Não é justo. Você é uma pessoa tão boa. Eu penso em você todos os dias. Você não merece passar por tudo isso.

Eu o conforto! Isso não é interessante? Sou eu quem está confortando! Passo a sentir como a chama do dragão vai longe e afeta a vida dos outros ao meu redor. Nós passamos um momento emocionante juntos, durante o chá, e fazemos um acordo para nos encontrarmos com mais frequência.

Durante o resto do dia, percebi que muitos amigos que estiveram presentes no início se afastaram. Meu tratamento está pesando sobre eles, estão se sentindo incomodados estando ao meu lado, provavelmente impotentes. Para completar, agora eu também me sinto tonta quando me mexo. Choro enquanto converso sobre tudo isso com John e ele diz:

– Seu diagnóstico tem sido muito difícil para todo mundo.

Sinto-me emocionalmente sozinha, e meu corpo se sente fisicamente exausto. Deito com mais uma meditação guiada. Preciso de ajuda para "voar" para longe, para encontrar a paz em meu coração.

[5 de abril de 2014] - *Feira orgânica e um ótimo bate-papo*

Encontro-me com a Ana, que se tornou uma amiga surpreendente e carinhosa; sempre presente. Nós vamos ao mercado comprar flores e legumes orgânicos. Em seguida, encontramos seu marido, Ken, outra alma linda, para um almoço e um bate-papo leve. O tempo voou e me surpreendo com as pessoas incríveis que o dragão fez com que aparecessem na minha vida, enquanto outros se distanciavam.

Comecei o dia agradecida, mas, quando coloco minha cabeça sobre o travesseiro no final deste sábado, me sinto muito só, e imploro para o Universo: *Por favor, deixe eu amar e me sentir amada. Ajude-me a apagar a dor dentro de mim. Se não era para ser, então por que me deixar provar o que sempre desejei, só para eu sentir que escapou, dolorosamente? Isso é para eu aprender a não temer abandono, de estar sozinha? Por favor, Deus, agora não, não quando me sinto tão frágil.* Mas aí me lembro de que algumas pessoas me falaram que o dragão se trata de resolver questões que guardei dentro de mim por muitos anos, e curar os problemas emocionais é o caminho para a cura do meu corpo físico. *Então, seja forte, Patricia, e siga em frente*, digo a mim mesma.

[6 de abril de 2014] - *Apesar da anemia, faço caminhadas. Sim! Eu enrolo o dragão*

Abro ainda mais meu coração para sentir conexões espirituais ao meu redor. Assisto um pouco do programa *Super Soul Sunday*, o que mantém minha mente ocupada e me dá esperanças ao ouvir pessoas esclarecidas falarem sobre a vida, destino, intenção, a escola da Terra e o que está além da vida.

Como fico feliz por ter força física para caminhar a trilha de San Felasco novamente. Senti falta de caminhar lado a lado com minha peregrina interior. O lugar é tão exuberante; a temperatura é perfeita; e o astral é leve e alegre. Ao passar por um laguinho na floresta, as memórias do meu coração viajam de volta no tempo, para um momento quando me senti abraçada e em êxtase.

O Universo sussurra em meus ouvidos e meu coração escuta. "Seja paciente, esperançosa." *Devo ter esperança de ter de volta o que o dragão me tirou?* Certamente espero que sim.

[8 de abril de 2014] - *Ei, Dragão! Você não pode me pegar... Ha ha ha*

Hoje, minha amiga Jennifer foi quem me levou à Clínica Mayo, e Amanda nos encontrou lá. O médico diz que pareço estar bem, e que o exame de sangue mostra que minha hemoglobina se manteve, e não caiu como estava previsto. Não há necessidade de pensar em transfusão de sangue. Meu corpo está se segurando, apesar das afrontas da quimioterapia. O dragão não está me colocando para baixo, e isso me dá forças.

Divido a novidade com todos os meus amigos do Facebook, como tenho feito em cada visita à Mayo desde que o cateter foi colocado. Gravo vídeos em inglês e em português e, graças a Deus, até agora, tenho conseguido dar boas notícias, com um sorriso estampado no rosto. As orações e apoio que tenho recebido são extraordinários. Eles me enchem de companheirismo e esperança.

Um sobrevivente de LMS me escreve: "Com esse espírito e essa peruca roxa, você pode enganar o dragão". "Oba! Não quero mais nada do que isso!", respondo com um sorriso.

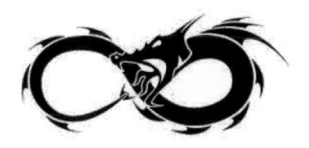

> *"Coragem é a resistência ao medo, domínio do medo, e não a ausência do medo."*
>
> Mark Twain

DOIS MESES DE QUIMIOTERAPIA

Nossa! Já faz sessenta dias desde o início da quimioterapia. Parece que foi em outra vida que eu não tinha preocupação alguma com relação ao dragão, que eu ainda estava trabalhando, aconselhando meus pacientes, preocupada com a saúde deles, e não com a minha. Sim, parece que foi há muito tempo. As pessoas dizem que pareço bem e não me sinto mal, mas sinto que envelheci por dentro nos últimos dois meses, desde que o dragão acordou. Mas não estou desistindo e, agora, vou parar de escrever, pois tenho que dar uma caminhada, para admirar e apreciar a beleza da vida.

[11 de abril de 2014] – *Visita é revigorante e resultados da biópsia são desoladores*

Começo o dia com uma meditação por mais de uma hora. No meio da manhã, recebo Reiki da minha amiga Cris. A energia dela é tão revigorante. Tenho contado com seu apoio e seu empurrão para seguir em frente com a minha vida, deixando para trás *a bagagem* que pesa e me bota para baixo.

Saio da sessão energizada e, ao mesmo tempo, sonolenta. Paro no supermercado local com muitos produtos orgânicos, e sigo para o aeroporto, para apanhar meu sobrinho Rodrigo.

No meio da tarde, quando estou num estacionamento, recebo a ligação esperada da minha ginecologista, com o resultado da biópsia. Ela começa, dizendo:

– As células não são de LMS – o que seria o pior cenário, e continua: – , mas são pré-cancerígenas, sem relação com o LMS e, possivelmente, devido à quimioterapia.

Fico decepcionada e com um pouco de raiva. Mantenho-me quieta, apenas dizendo "sim", enquanto ela diz:

– Eu gostaria de ter notícias melhores, mas vamos continuar verificando através do Papanicolau a cada seis meses.

Desligo e, mais uma vez, as lágrimas aparecem. Sozinha no carro, pergunto em voz alta: *Universo, quando vou ter um descanso? Quando? Quando?*

De volta para casa, dou a notícia pro Yannick, John e Rodrigo. Choro, totalmente frustrada; tenho dado o máximo para ser positiva, para criar vibrações de cura, acreditando que posso me curar quando me alinho com a verdadeira essência de tudo. *Será que não mereço ter resultados que mostrem que meu corpo está melhorando, em vez de se deteriorando?* Yannick me abraça. Eu sinto o seu amor.

Mais tarde, rezo e, mais uma vez, me concentro na positividade, acreditando que estou me curando e sendo curada. Lembro de quando a Sylvia, a senhora canadense, me disse para concentrar-me em meu *tratamento*, no presente, e não na cura.

Alguém posta uma pergunta para mim no Facebook: "Como você pode continuar sendo tão positiva com tudo isso?". Eu respondo: "A outra opção, ser negativa, me causaria desespero. Esta me dá esperança. Eu acredito que o Universo, Deus, está me ouvindo, e eu estou fazendo a minha parte".

[12 de abril de 2014] - *Conexão com a Natureza*

Eu acordo e só quero ficar inerte, num estado meditativo. Então deito na cama com os olhos fechados, e não penso em nada específico, mas, em seguida, as memórias das caminhadas nas trilhas da vida e dos momentos sentada em uma varanda tomando um café gostoso chegam sorrateiramente; sinto saudade daqueles momentos felizes e despreocupados. Sinto falta da tranquilidade, de companheirismo. Antes que sinais de tristeza cheguem de mansinho e se apoderem de mim, me levanto, agradecida por estar aqui para viver outro dia.

Por volta do meio-dia, eu, Rodrigo e Amanda vamos ao cristalino rio Icheetucknee para passeio de caiaque com os amigos Joy e Eric. Indo devagarzinho, remando com tranquilidade no fluxo do rio alimentado por nascentes virgens, cercada pelo esplendor da Mãe Natureza, é como estar em oração. Aqui há peixes-boi, vindos do oceano, fugindo das águas frias; e também eu, fugindo da realidade do dragão por um tempo, elevando-me em puro êxtase. *Sinto-me saudável, bem e viva. Sou grata por estar aqui, por este momento, por este presente.*

À medida que o dia termina, fico muito cansada, cortesia dos efeitos colaterais da quimio, mas não posso reclamar; tive um dia lindo.

[13 de abril de 2014] - *Quando a vida me priva de cores, vou ao festival indiano Holi ficar colorida*

Quando Amanda me enviou o convite para o Holi Indian Fest, no Centro Hare Krishna, eu disse na hora:

– Conte comigo.

Ao meio-dia, eu, Amanda e Rodrigo dirigíamos por uma bela paisagem do campo até a cidadezinha de Alachua, onde, por sinal, há a maior concentração de Hare Krishna fora da Índia.

O astral é festivo e mais do que colorido, a temperatura é perfeita, e a música dança no ar. A cada hora, há uma brincadeira colorida, quando todos com saquinhos de pó colorido em mãos jogam as cores uns nos outros ou para o ar. O resultado é uma bagunça divertida e multicolorida sobre nossas roupas e corpos, da cabeça aos pés.

Posto um clipe do festival no Facebook, e alguns comentários de amigos aquecem meu coração e minha humilde alma:

"Mais uma vez você nos ensinando como viver."

"Patricia, ao longo da sua jornada, você vem colorindo a vida de tantas pessoas. Você é inspiração, você é luz, você é cor e você é essencial aqui na Terra. Parabéns e peço a Deus que sempre mostre o seu caminho. Te amo cada vez mais, a cada dia que passa."

Outro dia que termina com gratidão, preenchendo e colorindo minha alma e meu coração.

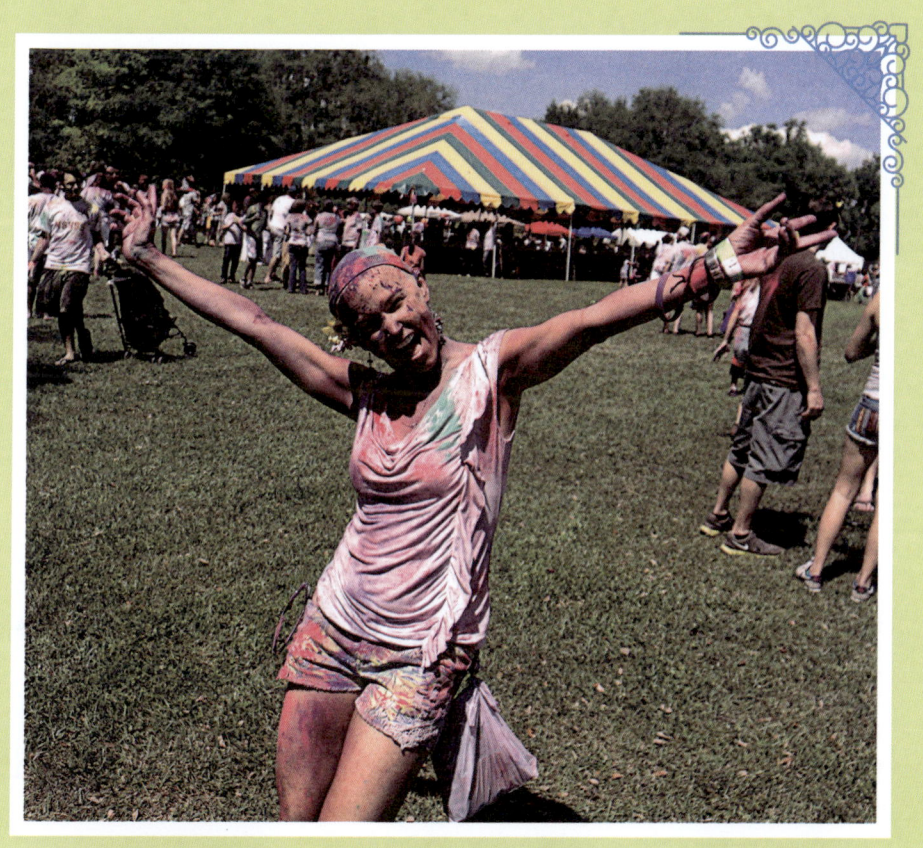

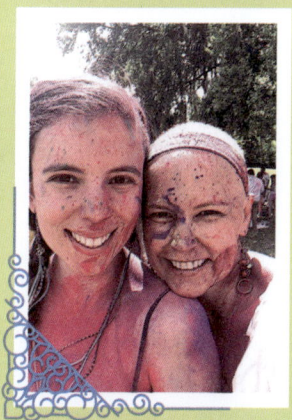

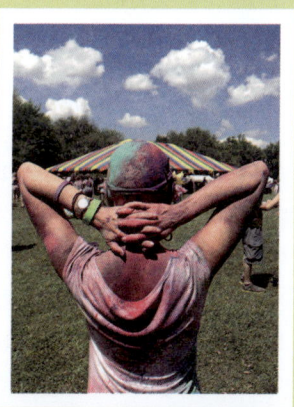

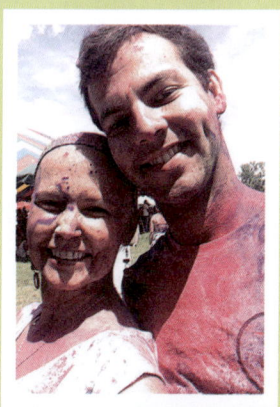

Corpo e alma coloridos no festival Holi com Amanda e Rodrigo.

> "*Nós não criamos nosso destino, nós participamos no seu desdobramento. A sincronicidade funciona como um catalisador para a elaboração deste destino.*"
>
> David Richo

Finalmente entendo a sincronicidade

Inicio mais um dia fazendo meditação guiada sobre cura, alívio de estresse e busca espiritual. Escuto o dr. Chopra dizer que "a sincronicidade acontece quando nos conectamos com a consciência cósmica, quando colocamos a intenção no domínio de todas as possibilidades". Isso chamou minha atenção, e agora começo a entender o que é realmente a sincronicidade, e o que "não é coincidência", como o dr. Brian Weiss também já tinha me falado. Agora faz sentido todas as sincronicidades que acontecem na minha vida, como quando procurei e acabei encontrando crianças doentes e carentes que precisavam de ajuda nas áreas mais remotas do mundo. Muitas das minhas indagações espirituais estão sendo respondidas quando menos espero, e sinto um certo alívio.

Gostaria também de poder entender como tenho sonhos com pessoas próximas a mim morrendo, ou à beira da morte, *enquanto isto está acontecendo de verdade, ao mesmo tempo, simultaneamente*. Mas me lembro do dr. Weiss dizendo: "Tente não pensar com a parte esquerda do seu cérebro. Você não tem que analisar tudo. Siga a sua intuição. Posso dizer que você consegue ver bem lá no fundo". Assim, deixo estar, aceitando os mistérios do mundo invisível, do mundo espiritual.

[15 de abril de 2014] - *Começa a quarta rodada de quimioterapia*

Já faz sessenta e cinco dias desde que comecei as sessões de quimioterapia, e aqui estou, pronta para mais uma rodada e grata pelo meu corpo estar lidando tão bem com o tratamento. Todos os dias, rezo agradecendo a cada célula saudável do meu corpo, por tolerar os golpes das venenosas quimioterapias, destinadas aos tumores do dragão. Espero que, ao tentar manter um equilíbrio saudável dentro da minha alma e espírito, que meu corpo faça o mesmo, encontrando uma maneira de equilibrar *o mal necessário* (quimio), com a força necessária para manter as minhas células saudáveis fortes.

Meu oncologista ficou impressionado, realmente surpreso, que as minhas taxas sanguíneas estavam muito boas, com a hemoglobina subindo, e as plaquetas se normalizando. Bom, estou comemorando, mas não estou surpresa. O médico só olha para o efeito da terapia médica, enquanto eu, agora, acredito no poder das orações e das vibrações positivas enviadas para mim, e das vibrações que vêm do fundo do meu ser. Corpo, mente e espírito têm trabalhado em conjunto com o tratamento médico, de forma harmoniosa, como deveriam e devem. Foi isso o que aprendi a acreditar e abraçar durante este ano, nesta jornada com o dragão.

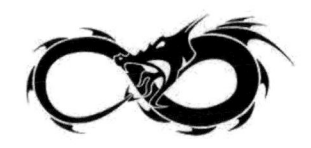

"Eu estava sempre olhando para fora procurando força e confiança, mas elas vieram de dentro de mim."

Anna Freud

EXAUSTÃO E AMOR: O DRAGÃO DESGASTA AS PESSOAS. A JORNADA FICA MAIS SOLITÁRIA.

Uma amiga que trabalha com crianças com doenças terminais me disse que, com o câncer e as doenças de longa duração, é comum que pessoas, incluindo entes queridos, entrem e saiam da vida do paciente. Elas podem, de repente, virar as costas e seguir em frente com suas vidas, deixando a pessoa afetada se sentindo abandonada. As razões para o afastamento são muitas, indo desde a falta de tempo ao desconforto, e ao sentimento de impotência diante da enfermidade.

A realidade é que, não importa qual seja a razão, é difícil ver pessoas queridas seguindo em frente e se afastando, uma por uma.

Para mim, existe uma dualidade sendo vivenciada: primeiro sou incentivada a aprender a receber ajuda e apoio sem sentir culpa ou vergonha; em seguida, quando estou finalmente me acostumando com essa ideia de aceitação, é para eu aguentar o tranco e aprender a seguir em frente sozinha. *Humm...*

Faz nove semanas desde que iniciei a quimio. Alguns dias, parece que começou há uma eternidade e, em outros, parece que foi ontem. A verdade é que tudo ainda é novo, e ouvir uma das minhas amigas mais próximas dizer que meu tratamento poderá levar cinco anos, que tenho que me virar sozinha, inclusive dirigir para o tratamento, que as pessoas têm as suas vidas, e que eu devia já contratar uma cuidadora etc., foi muito doloroso.

Entendo e aceito que minha nova realidade seja exigente, mas ter sido jogado na minha cara, com um tom de voz amargo foi difícil, muito difícil. Foi desconcertante ouvir a voz áspera da minha "grande amiga" dizendo também que eu não podia esperar que as pessoas cozinhassem para mim. Ela estava referindo-se ao *Trem das Refeições*[3] que foi organizado para mim pela minha querida amiga Joy, para que, uma vez por semana, quando passo de doze a dezesseis horas na clínica, alguém traga uma refeição para quando eu chego em casa. Não pedi nada. Na verdade, eu nem sabia que isso existia, mas aceitei humildemente, como parte da lição em receber. Foi duro escutar todo o desabafo da Robina; chorei. A vergonha e a humilhação também vieram à tona.

Posso dizer, de verdade, que não estava pronta para ouvir acusações tão desnecessárias. Não precisava ouvir o que já sabia (que incomodo com as exigências do tratamento) e o que tenho tentado aceitar de forma tão difícil. Faz apenas dois meses, e essa nova fase ainda está recente e é muito difícil de suportar, física e psicologicamente. As lágrimas vêm de novo, intensamente. Sinto-me arrasada. Dirijo para casa soluçando.

Quando pessoas queridas se sentem sobrecarregadas, elas deveriam simplesmente se afastar, como aconteceu, inclusive, com membros da família, e não jogar suas frustrações e expectativas na pessoa lidando com o câncer... neste caso, eu.

Outra pessoa que amo imensamente tem dado todos os tipos de desculpas para não se encontrar comigo recentemente. Sinto que foi minha cabeça careca que desencadeou o afastamento. Isso magoa... Sinto saudade dos momentos compartilhados, mas não tenho

---
[3] Trem das Refeições (Meal Train) é um site, no qual voluntários amigos podem agendar para levarem uma refeição para pessoas que estão enfermas, tiveram bebê, perderam alguém da família etc., como uma forma de ajudar, já que aqui nos Estados Unidos as pessoas não têm ajuda doméstica.

escolha a não ser aceitar a realidade como ela é. Todo mundo tem o direito de decidir e escolher o que é bom para si mesmo, eu entendo, mas, mesmo assim, sofro.

A dolorosa lição a ser aprendida é que, no fim, lá no fundo, a viagem com o dragão é essencialmente uma viagem solitária, em muitas ocasiões. O câncer deixa as pessoas esgotadas. Essa é a verdade que eu sinto neste momento. A força para caminhada tem que ser encontrada no próprio interior do paciente. Eu tenho que encontrá-la sozinha, de alguma forma.

[19 de abril de 2014] - *Enquanto algumas portas se fecham, outras se abrem*

Uma coisa surpreendente é que, quando algumas portas se fecham, outras se abrem, às vezes por pessoas que você menos espera. Sentir o amor e o apoio das pessoas que eram simples estranhas apenas algumas semanas atrás foi sensacional. Algumas estão fisicamente presentes, enquanto outras estão longe, até mesmo em outros países, mas, mesmo assim, se fazem presentes, preenchendo um vazio.

Mas ninguém pode substituir ninguém. A felicidade de ter novos amigos não tira a dor da perda dos antigos. No entanto, eu me sinto abençoada por poder dizer que mais pessoas entraram na minha vida do que saíram. Como é maravilhoso, não?

[20 de abril de 2014] - *Páscoa*

É domingo de Páscoa. Deixo alguns ovos de chocolate na porta de uns amigos, sem tocar a companhia e, em seguida, um vazio entra sorrateiramente. Ando pelas ruas desertas e acho tudo tão estranho. Nunca vaguei antes pelas ruas num domingo de Páscoa. Essa é a primeira vez que não tem ninguém lá em casa. No passado, sempre cozinhei uma ceia, com pratos e tortas tradicionais para a família e, além de nós, sempre havia convidados. Ah. Mantive a tradição de esconder chocolates especiais para Amanda e Yannick até o ano passado. Hoje eles não estão aqui. Não sou convidada a nenhum lar. Todo mundo está em suas casas, reunidos com suas famílias; e eu estou aqui passeando com o Ziggy, apenas nós dois. Um pouco de tristeza se infiltra no meu ser, talvez mesclada de nostalgia.

Mais tarde, vou me encontrar com uma jovem amiga judia. *Pelo menos ela tem um motivo para não ser convidada para uma* Páscoa, penso eu, com um sorriso. Caminhamos pelo seu bairro aconchegante, as casinhas parecendo de brinquedo.

Considero achar e alugar um lugarzinho, um estúdio, onde eu possa me refugiar para meditar sem interrupção e simplesmente estar neste momento de transição. Quero fazer um clarão na densa e escura floresta da minha vida, um espaço para me restabelecer e me deixar ser, eu mesma, sozinha, mas sem me sentir solitária. Sim, vou achar um espaço e transformá-lo em meu santuário, um lugar onde eu possa ir para ouvir as vozes interiores e o silêncio revelador do Universo. Quanto às críticas, que provavelmente virão de alguns? Bom, vou ignorar os "editores" quando eles aparecerem. Afinal, essa é a minha vida! Agora, isso, sim, me dá forças. Proclamar que essa É A MINHA VIDA.

Enquanto estamos caminhando por uma ruazinha arborizada adorável, eu digo à Danielle que, "se eu pudesse escolher um lugar neste bairro, adoraria que fosse nesta rua". Então, ali mesmo, ela diz que uma moça conhecida talvez possa estar interessada em alugar um quarto mobiliado que há acima da garagem atrás da sua casa. Ela não sabe onde a casa fica localizada, mas ela liga e deixa uma mensagem sobre o meu interesse. Continuamos nossa caminhada e fomos tomar um café no Starbucks. Uma Páscoa nada convencional.

(Umas três semanas depois, visitei e aluguei o estúdio. Adivinhe onde era localizado? Sim, na rua encantadora que acabei de mencionar, e estávamos na frente da casa quando Danielle ligou para Jonelle! Coincidência? Sincronicidade!)

[22 de abril de 2014] – *Encarar a dor emocional de um ente querido é difícil*

Chego em casa muito cansada e com fome, depois de um longo dia de tratamento com sessão dupla de quimio, além do anticorpo MORAB. Dezesseis horas entre tratamento e viagem para a Clínica em Jacksonville. Mal tive tempo de fazer uma boquinha e John me chama para uma conversa. Ouvi-o dizer que um membro da família está lidando com *tudo isso* de uma forma nada saudável. Não tenho muita energia física, nem emocional, sobrando. Fico em choque; é difícil reagir. As lágrimas rolam; as decisões são tomadas sem muita participação da minha parte. A tristeza cortou meu coração.

Abraço meu filho e digo:
– *Eu te amo. Todos nós vamos ficar bem.*
Enquanto estou sendo abraçada de volta, ouço um pedido de desculpa e, em seguida:
– *Estou enlouquecendo nesta casa, mãe.*
Neste momento, meu coração se despedaça; eu quero odiar o dragão, mas não encontro o ódio em meu coração; prefiro a esperança de que vou ficar bem; todos nós vamos ficar bem, e vamos sobreviver a esta jornada, saindo ainda mais fortes.

Mas são 2 horas da manhã e ainda estou acordada. Ainda estou aqui escrevendo. Posso estar com medo de que os pensamentos me atingirão com força brutal se eu fechar os olhos, apesar de todas as técnicas de meditação e relaxamento que aprendi. No entanto, neste exato momento, eu decido que não posso fugir da realidade, e que preciso acreditar que consigo me empenhar nas afirmações positivas até que minha mente e alma acreditem nelas. Então, vou desligar este computador onde escrevo e me concentrar em ter esperança para mais um dia de felicidade, paz interior e boa saúde, para mim, meus filhos e todos nós.

Finalmente, em algum momento da madrugada, adormeço.

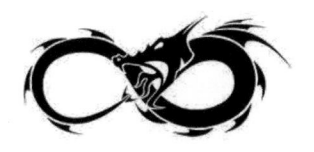

> "*O que fica atrás de nós e o que jaz à nossa frente têm muito pouca importância, comparado com o que há dentro de nós.*"
>
> Ralph Waldo Emerson

[23 de abril de 2014] - *Aniversário de um ano da minha jornada com o dragão roxo*

Há exatamente um ano, com o coração sereno, mas um coração intuitivo que sussurrou em meus ouvidos que algo não estava certo, entrei em uma sala e ouvi palavras pavorosas: câncer, Sarcoma e Leiomiossarcoma. O dragão roxo foi apresentado a mim como o inimigo feroz que tinha entrado em meu corpo, na calada. Daquele ponto em diante, o rumo da minha vida estava para mudar, para sempre.

Hoje vou ao Moosewood Café, em uma cidadezinha próxima, onde tenho desfrutado de muitos momentos de paz durante o ano que passou. Estou sozinha. Espere. Na verdade, não estou sozinha. *Nós nunca estamos sozinhos*, eu aprendi. Estou na companhia do Universo e do meu próprio eu. Peço um *latte* e sento-me na varanda dos fundos. O gato que já vi muitas vezes chega perto. Sorrio, pensando em todas as experiências *bizarras* e *surreais* que vivi no ano passado, muitas delas envolvendo gatos. Meus olhos contemplam a paisagem natural, simples, e ao mesmo tempo exuberante e, ao se depararem com os carvalhos gigantescos, sussurro para eles: *Oh, carvalhos centenários. Vocês são todos tão velhos, e ainda assim continuam vivos, saudáveis. Eu tenho uma fração de suas muitas décadas, não sinto o pesar dos anos, mas o dragão roxo está a ameaçar a minha vida. Quero apenas continuar vivendo, envelhecendo, assim como vocês, árvores de carvalho.*

Saboreando o café quentinho, reflito sobre os acontecimentos dos últimos 365 dias da minha vida, da jornada com o dragão.

Meu mundo desmoronou em uma fração de segundo há um ano e, desde então, tem estado a ressurgir, pouco a pouco. Senti muita coisa, vivi muita coisa e aprendi muita coisa. Eu mudei; espero estar mais sábia ou, pelo menos, no caminho para ser mais sábia. Por certo, estou a crescer.

Lembro-me do meu tom assertivo quando dizia aos meus pacientes com diabetes: "Você pode estar no banco do motorista quanto à sua saúde, guiando e decidindo seu destino; mas, se você tivesse um diagnóstico de câncer, não haveria nada que você pudesse fazer". Bem, e aqui estou eu, com diagnóstico de câncer. Acho que uma das lições de vida guardadas para mim era a de aprender de maneira diferente, e admitir que estava errada.

Um diagnóstico de câncer, mesmo do tipo raro, como o LMS, requer *muito a ser feito pelo paciente,* incluindo *ser paciente.* Primeiro, aprendi que eu podia, e precisava, aprender a tomar conta do meu próprio ser emocional e espiritual. Eu podia cuidar mais do meu corpo, dando a ele o descanso, atividade física e nutrientes de que ele precisava para tolerar o tratamento brutal, e para lidar emocionalmente com a realidade do diagnóstico de câncer. Eu podia encontrar maneiras de dominar o medo, fomentar a coragem e estabelecer a paz interior, cultivando a minha verdadeira essência, *a única coisa* que nunca morre, a minha alma, o meu espírito interior.

Entendi que o dragão não poderia ser meu inimigo, já que ele representa o que está dentro do meu coração e espírito que precisa ser mudado, para o crescimento da minha própria alma e para a minha própria cura. Então, eu, eventualmente, fiz uma parceria com o dragão roxo, abraçando-o como um companheiro temporário, mas com o objetivo claro de vê-lo ir para bem longe do meu corpo e da minha vida, quando o momento certo chegar.

Em muitos aspectos, ter que depender principalmente do crescimento emocional e espiritual pode ser frustrante, principalmente no início, e também nos contratempos, como quando a metástase aparece.

Na qualidade de pessoa da ciência e pesquisa, onde estava a prova de que me entregar às *circunstâncias e aprender a confiar na Ordem Divina, na Energia Inteligente, no Universo, em Deus poderia levar à cura?* Ela estava longe de ser encontrada. É claro que ouvi falar de milagres e eu os queria para mim também, mas, de novo, como posso saber se serei digna de receber um privilégio tão divino e raríssimo? Bom, não tenho como saber. Então, aprendi que devo *abraçar o desconhecido*.

Tempo passado lendo, ouvindo e aprendendo com líderes espirituais e, principalmente, com pessoas que já estiveram onde estou agora e saíram dessa como fortes sobreviventes me deram esperança. Vivendo minhas "estranhas coincidências" me mostrou que há *algo a mais* por aí, uma *fonte invisível* capaz das coisas mais estranhas e, se assim é, por que não capaz de me curar?

Relaxamento, meditação, ioga, tempo nas caminhadas, na casa da árvore, com o Ziggy e comigo mesma me mostraram como ir devagar, ruminar menos e desencanar mais. Continuo aprendendo a ser paciente, bem paciente, já que a cura leva tempo. Tenho que confiar que minha cura é possível e que vai acontecer. O câncer aparece quando as células se esquecem de como morrer. Bom, agora acredito que o poder das orações, junto com o tratamento médico que estou recebendo, vão ensinar as células do dragão como morrer.

Existem lições escondidas para serem aprendidas com tudo isso, e devo passar por todas essas experiências, por enquanto, para crescer como pessoa e espírito. Tenho praticado a tarefa difícil de focar no hoje, no agora, no momento presente, de não reviver e regurgitar o passado, que já não está mais aqui e não pode ser mudado; ou tentar prever e viver no futuro que, embora possa ser moldado pelas minhas ações de hoje, ele ainda não está aqui, portanto é inerentemente incerto. Não há garantias na vida, então sigo em frente aprendendo a calar o lado esquerdo racional do meu cérebro, e a confiar na minha intuição, meus instintos e no curso da minha vida.

A impotência que senti sobre o diagnóstico de câncer foi desaparecendo, como deveria. A minha luta, dia após dia, é para me dar força para acreditar que estou bem, e que posso confiar que meu corpo pode e vai recuperar sua boa saúde. Esta é uma tarefa muito mais difícil do que verificar o açúcar no sangue com um dispositivo que dá uma resposta na hora de como você está indo. Não há compasso físico, externo, para me guiar. Mas, novamente, *há algo que eu posso fazer* para influenciar o resultado do câncer e do meu bem-estar, dissolvendo a impotência, e isso faz bem.

Assim, esta é a última página do meu diário de bordo, mas não da minha jornada. Comecei não só com um grande temor do dragão, e uma imensa tristeza no coração, mas também ignorante sobre o verdadeiro significado da vida e da morte. De forma alguma compreendi completamente a essência da vida, mas me sinto mais perto da "verdade" sobre a realidade de tudo isso. A tristeza ainda vai e vem, o medo ainda cutuca, mas tenho me desconectado de muita ilusão e, sobretudo, me sinto profundamente em paz.

A viagem com o dragão tem sido um acidentado percurso, cheia de altos e baixos, ganhos e perdas, mas sigo avançando com determinação, e não vou parar até recuperar minha boa saúde e minha liberdade.

Minha intuição me diz que ainda há muito para ser vivido, presenciado, curtido e realizado nesta minha jornada aqui na Terra. Minha paixão e entusiasmo pela glória da vida estão mais vivos do que nunca. Meu desejo de dançar a dança da vida está aceso. Assim, será que estou pronta para desembarcar desta jornada, desta vida? DE JEITO NENHUM! VOCÊ ESTÁ OUVINDO, UNIVERSO? AINDA NÃO E NÃO POR MUITO TEMPO, TÁ?

Com amor e votos de que você já tenha encontrado sua própria paz, ou que esteja pelo menos procurando por ela; de que você esteja gozando de boa saúde; e que esteja abraçando completamente cada momento precioso à sua frente, eu vou simplesmente dizer "Até mais", até quando os próximos capítulos de minha vida forem escritos.

Patricia

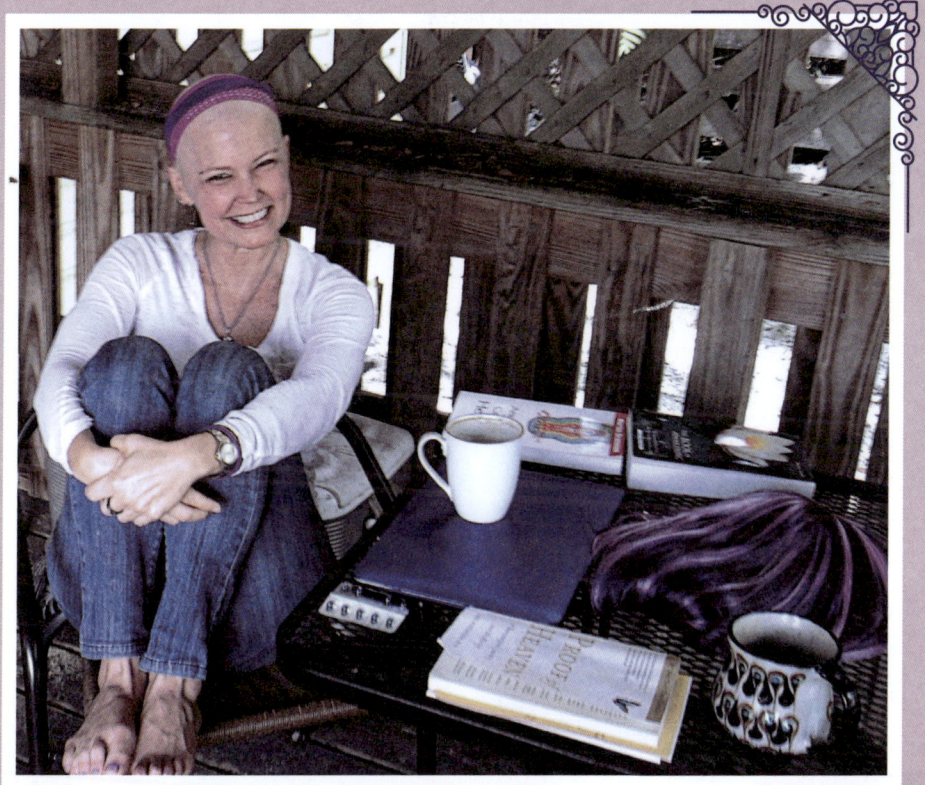

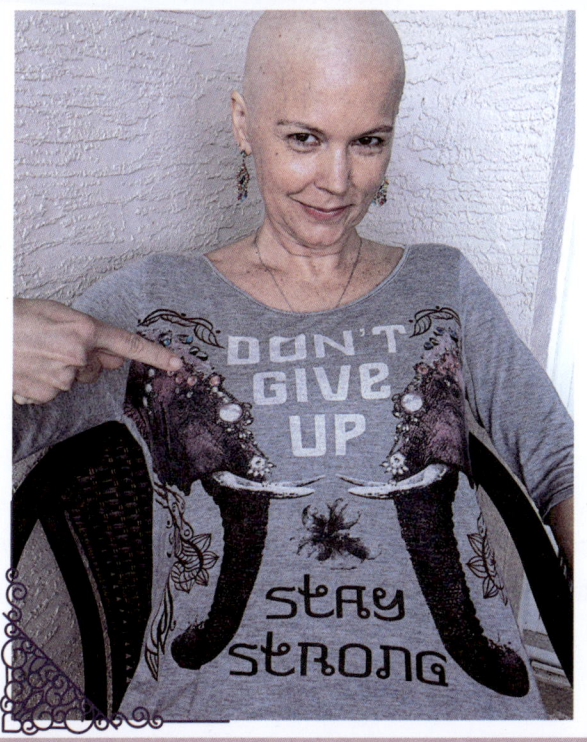

INFORMAÇÕES SOBRE NOSSAS PUBLICAÇÕES
E ÚLTIMOS LANÇAMENTOS

FACEBOOK.COM/EDITORAPANDORGA

TWITTER.COM/EDITORAPANDORGA

WWW.EDITORAPANDORGA.COM.BR

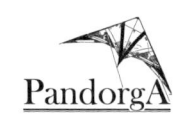